古醫籍稀見版本影印存真文庫

勿聽子俗解八十一難經

明·熊宗立 撰

中醫古籍出版社
Publishing House of Ancient Chinese Medical Books

图书在版编目（CIP）数据

勿听子俗解八十一难经 /（明）熊宗立撰．—北京：中医古籍出版社，2016.4（2024.8 重印）

（古医籍稀见版本影印存真文库）

ISBN 978-7-5152-0861-9

Ⅰ．勿… Ⅱ．①熊… Ⅲ．①《难经》- 研究 Ⅳ．① R221.9

中国版本图书馆 CIP 数据核字（2015）第 268668 号

古醫籍稀見版本影印存真文庫

勿聽子俗解八十一難經　明·熊宗立　撰

責任編輯　孫志波

封面設計　張雅娣

出版發行　中醫古籍出版社

社　　址　北京市東城區東直門内南小街 16 號（100700）

電　　話　010-64089446（總編室）010-64002949（發行部）

網　　址　www.zhongyiguji.com.cn

印　　刷　北京市泰鋭印刷有限責任公司

開　　本　850mm × 1168mm　32 開

印　　張　7.5

字　　數　93 千字

版　　次　2016 年 4 月第 1 版　2024 年 8 月第 2 次印刷

書　　號　ISBN 978-7-5152-0861-9

定　　價　38.00 圓

國家古籍出版
專項經費資助項目

據中國中醫科學院圖書館藏日本翻刻明成化八年鼇峰熊氏中和堂本影印原書版框高二〇〇毫米寬一六〇毫米

出版説明

中醫藥學是中華民族優秀傳統文化的重要組成部分，是我國醫學科學的特色，也是生命科學中具有自主創新優勢的領域。歷代存留下來的中醫典籍是我國寶貴的文化遺産，其承載着中華民族特有的精神價值、思維方法、想象力和創造力，是中醫藥科技進步和創新的源泉。對中醫古籍進行保護與整理，即是保護了我國全部古籍中的一個重要的組成部分。

《古醫籍稀見版本影印存真文庫》在全面調查現存古醫籍版本情况的基礎上，遴選出五十餘種具有較高學術價值、文獻價值的古醫籍，對其稀見的版本進行搶救性地挖掘整理，其内容涵蓋中醫臨床内、外、婦、兒、針灸、五官各科及基礎理論等領域。這些版本多爲亟待搶救的瀕危版本、珍稀版本、孤本、善本，或者曾經流傳但近幾十年來世面上已很難見到的版本，屬於讀者迫切需要掌握的知識載體，具有較大的出版價值。爲方便讀者閱讀與使用，本叢書整理者對所遴選古籍的版本源流及存世狀況進行了考辨，撰寫了提要，簡介了作者生平，評述了著作的學術價值；爲避免在整理過程中出現各種紕漏，最大限度地保留文獻原貌，我社決定採用影印整理出版的方式。

此次所選書目具有兩個特點：一是以學術性和實用性兼顧爲原則，選擇凝結歷代醫藥學家獨到理論精粹及豐富臨床經驗的精品力作，突出臨證實用，并且充分注重各類中醫古籍的覆蓋面，除了喉科之外，其余各類均有涉及；二是選擇稀見版本，影印出版，不僅可以避免目前市場上古籍整理類書籍魚目混雜、貽誤后學之弊，而且能够完整地體現歷史文獻的真實和完整性，爲讀者研習中醫提供真實的第一手資料。該叢書對於保護和利用中醫藥古籍，發揚和傳承中醫藥文化，更好地爲中醫藥科研、臨床、教學服務具有重大的意義。

我社自二十世紀八十年代成立以來，陸續出版了大型系列古籍叢書，影印的有《中醫珍本叢書》《文淵閣四庫全書醫家類》《北京大學圖書館館藏善本醫書》《海外回歸中醫古籍善本集萃》《中醫古籍孤本大全》等，自出版后廣受學界和藏書機構歡迎。實踐證明，以影印爲基礎進行文獻開發，不僅符合學術研究和收藏需要，而且操作性更强，對促進文獻批露意義重大。

在編輯過程中，我們遵循《古醫籍稀見版本影印存真文庫》的編輯規範，進行了嚴格地查重，并查核原書，爲每種圖書制作了新的書名頁，重新編目，讓讀者一目了然。爲了讓讀者真真切切感受古籍的原汁原味，我們對前言和目録均採用繁體竪排形式。需要説明的是，所收珍本中有缺卷或缺頁的情況，由於這些珍本基本上没有復本，我們没有進行配補，僅作了相應的標注，也留下了些許遺憾，敬請廣大讀者諒解。

中醫古籍出版社

二零一五年九月

前言

熊宗立（約公元一四〇九至一四八二），名均，字道軒，別號勿聽子，明代醫家，福建建陽崇泰裏（今建陽莒口）人，其建陽始祖唐代兵部尚書熊秘曾建鼇峰書院，故自稱『鼇峰後人』，出生於醫學世家，自幼多病而好讀醫書，從劉剡學習校書、刻書、陰陽醫蔔之術，深得奥旨。及長，承其祖業，擅長醫道，深入社會，勤於實踐，醫術精湛，聲名日躁。壯年後，結合祖傳醫術，從事醫書的著述、校注和刻印工作，曾對多種醫經及臨證醫籍加以編纂和注釋，前後出版二十餘種醫學書籍。《勿聽子俗解八十一難經》，醫經著作，又名《新編俗解八十一難經圖要》。本書共七卷（包括卷首），撰於明正統三年（公元一四三八），刊於明成化八年（公元一四七二），是眾多明代醫家注釋《難經》中較有成就的兩家之一（另一家為張世賢於一五〇六年撰注的《圖注八十一難經》）。卷首為《新編俗解八十一難經圖》，共繪有解釋《難經》本文的圖表二十八幅。正文六卷，則對《難經》原文，逐條作注，系作者根據自己的體會，用淺顯的文字，對《難經》的字義、詞義及主要內容做較通俗的解釋。以通俗化為目的解釋《難經》，熊氏為第一家。熊氏用中醫經典著作如《內經》《傷寒雜病論》理論和實踐闡釋《難經》，參考其他注釋醫家的注釋進行發揮，使古奧的經典文字轉化為醫理通順、世人易解的醫學普及讀本。本書原為初學者而作，故名《俗解》，便於初學者閱讀、理解和掌握。原書已佚，現存日本寬永四年（公元一六二七）刊本，國內所藏甚少，近代亦未曾再版。今據日本翻刻明成化八年壬辰（公元一四七二）鼇峰熊氏中和堂本影印，可供廣大醫務人員學習參考。

中醫古籍出版社

目録

經明素問疑難意

勿聽子俗解八十一難經

詞發靈樞隱秘文

集傳序大經大法云云

書曰考求俊彥啓迪後人云云

素問靈樞醫之大經法。診候證治悉有樞機。然其經旨
幽深。不無疑難。賴扁鵲之聖。重而明之。設以問答。發為
八十一難。辭意周密。法理玄微。後世醫乃大備。若此經
不作。雖千萬世。使醫之道。猶觸途冥行。此經既作。則部
候虛實。顯然分明。臟府邪變。罔能閑隱。井滎得穴。經絡
有歸。啓迪後人。何其幸歟。自是以來。詳家相踵。繁簡醇
疵。或有遺憾。予遂從其俗解。間有是與不是。望　高明
君子。訂而正之。使初學家士。或有取焉。因題于此。以誌
歲月云爾。

正統戊午春正人日道軒敬識

新編俗解八十一難經圖要目錄

鼇峯勿聽子熊宗立 纂圖

成化壬辰孟春良旦
鼇峯熊氏中和堂梓

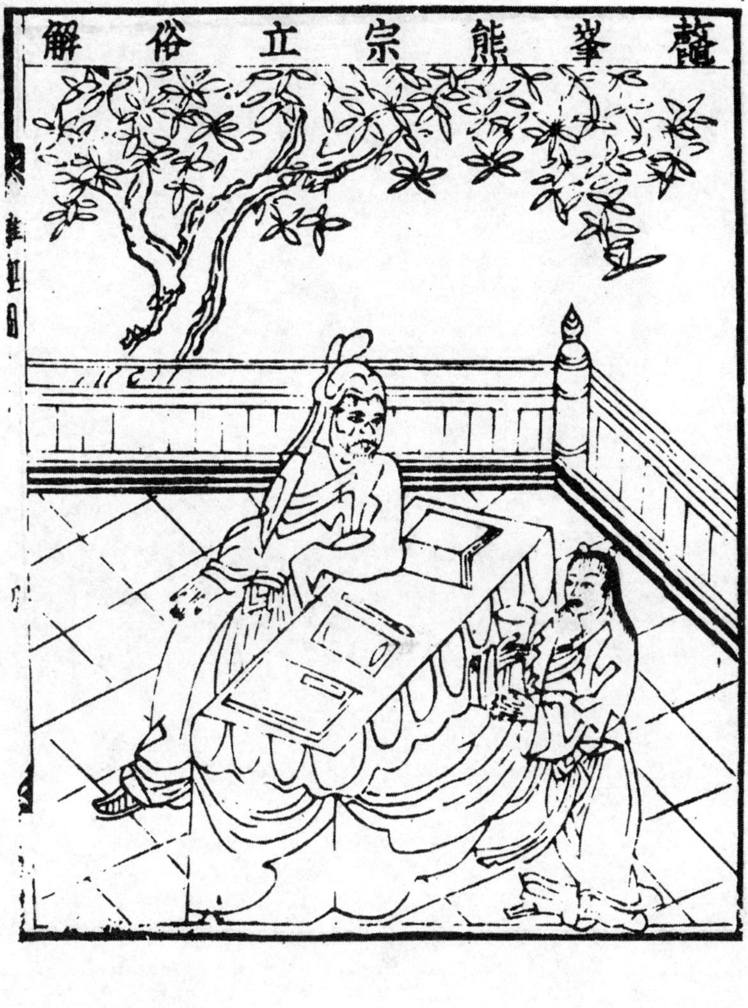
鼇峯熊宗立俗解

新刊八十一難經纂圖縣括

一素問曰經脉十二周於身凡長十六丈二尺呼吸脉各再動定息脉又一動則五動計二百七十定息氣可

三尺　五十　一十百千　七十息　五千

一十百上而乘則一万三千五百息

一交法　上而乘則八百十丈　二百

一上

實

難經脉榮衛

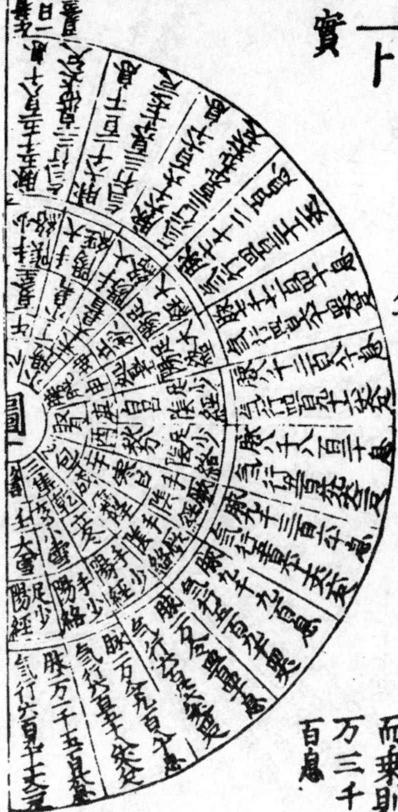

周天度數之圖

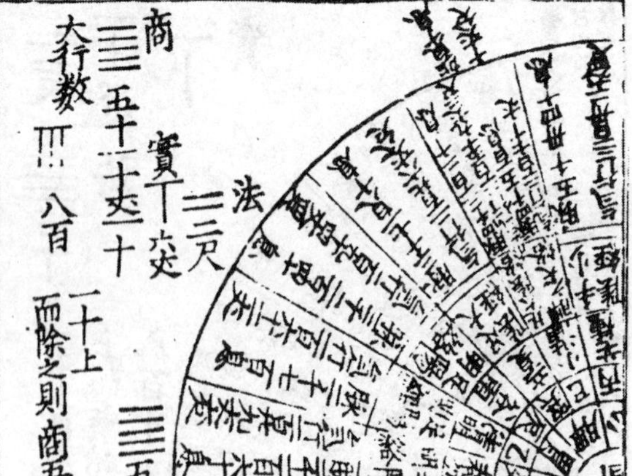

環周然盡五十營以一萬三千五百定息則氣都行八百一十丈如是則應天常度數脉氣無太過不及氣象平調故曰平人

二難脈有尺寸之圖

陽得寸內九分 合差陽之數

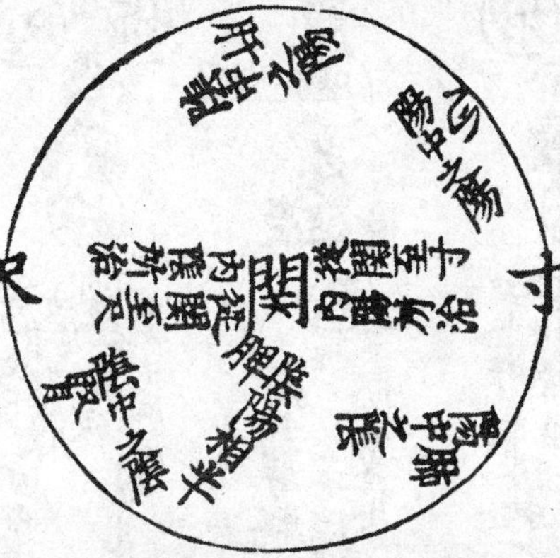

陰得尺內一寸 合差陰之數

三難關格覆溢之圖

尺 入尺為覆內關外格 死

過是太過減是不及 病

關之後陰之動也 脈見一寸而沈 平

關 弱乎中

關之前陽之動也 脈見九分而浮 平

過是太過減是不及 病

寸 上魚為溢外關內格 死

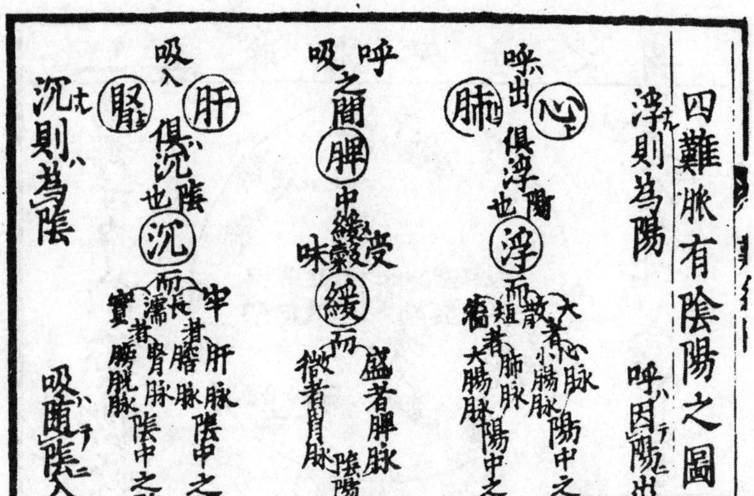

四難脈有陰陽之圖
浮則為陽
呼因陽出
呼出
心
肺
俱浮也
浮
而大散者 心脉 小腸脉 陽中之陽
而短濇者 肺脉 大腸脉 陽中之陰
呼吸之間
脾
中緩受穀味
緩
而盛者脾脉
而微者胃脉
陰陽之中
吸入
肝
腎
俱沉也
沉
而牢長者 肝脉 膽脉 陰中之陽
而濡實者 腎脉 膀胱脉 陰中之陰
沉則為陰
吸隨陰入
五難脈有輕重等第圖
主皮毛 主血脈 主肌肉 主筋 主骨
浮 洪 緩 弦 沉
輕清為天
肺華蓋 心君 藏輕復重 脾中州人部 肝 腎為地
重濁
一等 二等 三等 四等 五等
重三菽 重六菽 重九菽 重十二菽 重十五菽

七難六氣王脈圖

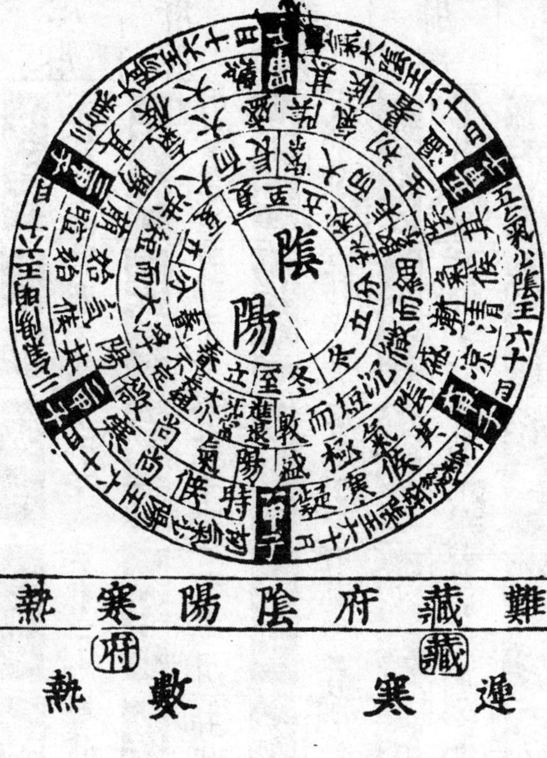

九難藏府陰陽寒熱圖

藏　　　　府

遲 寒　　數 熱

諸陰為寒　　諸陽為熱

十難五邪十

剛	正邪	微邪	虛邪	實邪	賊邪
心脉	洪甚 心邪自干心	浮甚 肺邪干心	弦甚 肝邪干心	緩甚 脾邪干心	沉甚 腎邪干心
肝脉	弦甚 肝邪自干肝	緩甚 脾邪干肝	沉甚 腎邪干肝	洪甚 心邪干肝	浮甚 肺邪干肝
腎脉	沉甚 腎邪自干腎	洪甚 心邪干腎	浮甚 肺邪干腎	弦甚 肝邪干腎	緩甚 脾邪干腎
肺脉	浮甚 肺邪自干肺	弦甚 肝邪干肺	緩甚 脾邪干肺	沉甚 腎邪干肺	洪甚 心邪干肺
脾脉	緩甚 脾邪自干脾	沉甚 腎邪干脾	洪甚 心邪干脾	浮甚 肺邪干脾	弦甚 肝邪干脾

變剛柔之圖

柔	心脉	肝脉	腎脉	肺脉	脾脉
正邪	微洪 小腸邪干小腸	微弦 膽邪自干膽	微沉 膀胱邪干膀胱	微浮 大腸邪干大腸	微緩 胃邪自干胃
微邪	微浮 大腸邪干小腸	微緩 胃邪干膽	微洪 小腸邪干膀胱	微弦 膽邪干大腸	微沉 膀胱邪干胃
虛邪	微弦 膽邪干小腸	微沉 膀胱邪干膽	微浮 大腸邪干膀胱	微緩 胃邪干大腸	微洪 小腸邪干胃
實邪	微緩 胃邪干小腸	微洪 小腸邪干膽	微弦 膽邪干膀胱	微沉 膀胱邪干大腸	微浮 大腸邪干胃
賊邪	微沉 膀胱邪干小腸	微浮 大腸邪干膽	微緩 胃邪干膀胱	微洪 小腸邪干大腸	微弦 膽邪干胃

十一難五藏止脉之圖

經脉日夜當環五藏周而復始。至五十動無止脉。五藏皆受氣。故無病也。乃數之始。

率腎之一藏無氣爲例

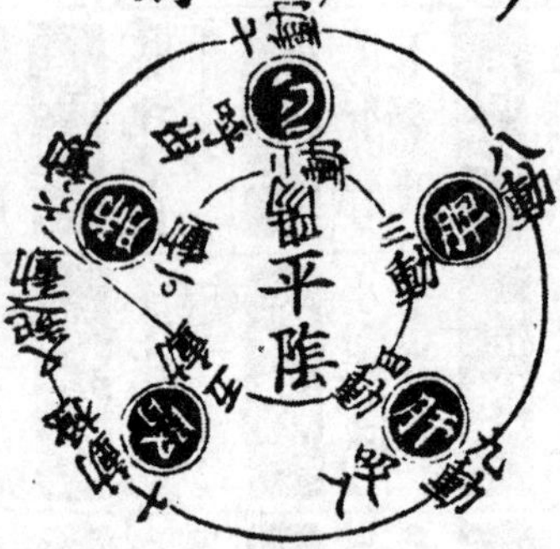

十乃數之極。五藏各得十數之極。是五十動而不見止者。平脉也

呼出心與肺。呼因陽出也。吸入腎與肝。吸隨陰入。今吸不至腎。至肝而還。只循四藏。

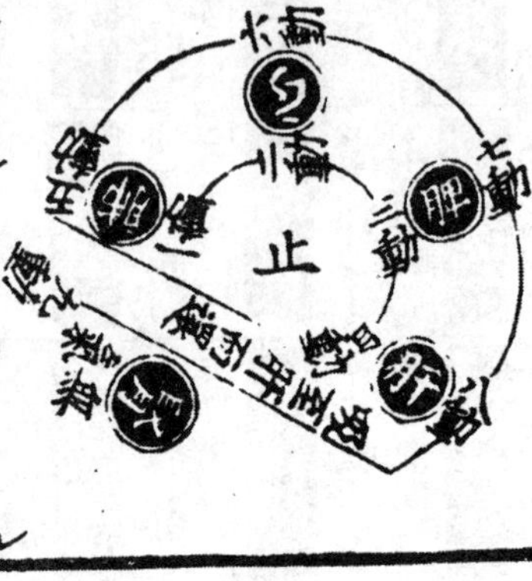

一周而復始。所以四藏動脉皆至十之極數。則是四十動之後見止脉者。腎藏無氣也

十四難損至脈圖

脈訣　難經

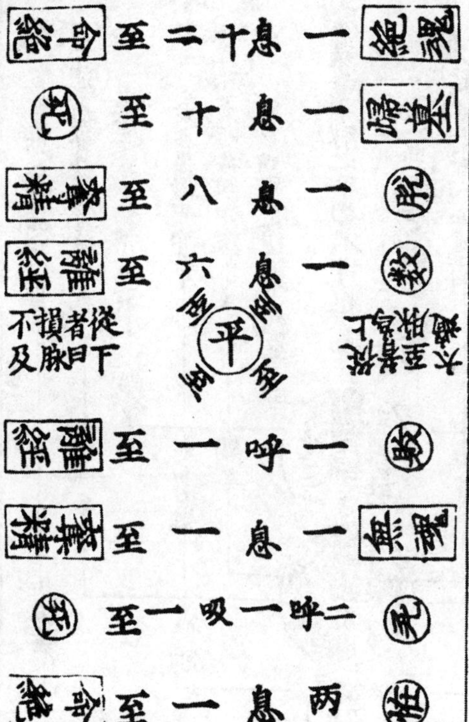

一息十二至
命絕
一息十至
死
一息八至
脫
奪精
一息六至
數
離經
從下者曰損脈不及
平
一呼一至
離經
一息一至
奪精
二呼一吸一至
死
死
兩息一至
命絕

十三難色脈相勝相生圖

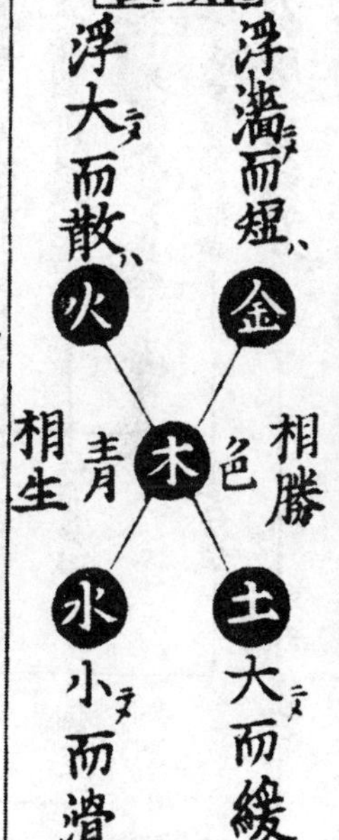

十五難四時胃氣之圖

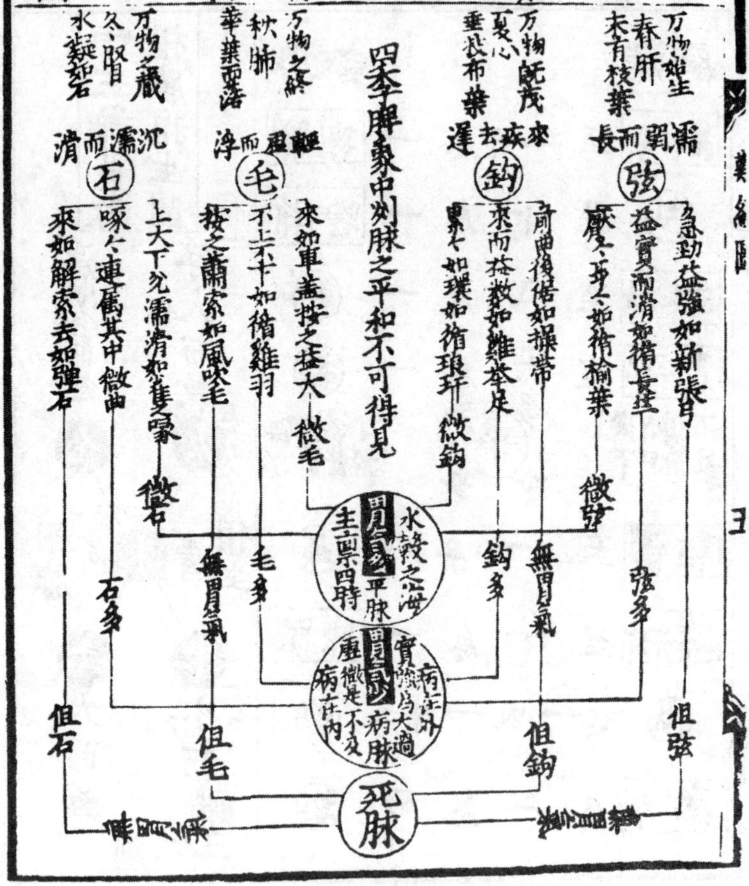

万物始生
春肝
未有枝葉
濡弱而長
弦
急勁益強如新張弓
益實而滑如循長竿
厭厭聶聶如循榆葉
微弦
弦多
無胃氣
但弦
万物既茂
夏心
垂枝布葉
來疾去遲
鈎
前曲後倨如操帶
來而益數如雞舉足
累累如環如循琅玕
微鈎
鈎多
但鈎
四季脾象中州脉之平和不可得見
來如車蓋按之益大
微毛
万物之終
秋肺
華葉而落
毛
不上不下如循雞羽
按之蕭索如風吹毛
毛多
無胃氣
但毛
万物之藏
冬腎
水凝如石
沉濡而滑
石
上大下兌濡滑如雀之啄
啄啄連屬其中微曲
來如解索去如彈石
微石
石多
但石
水穀之海
胃氣
平脉
主稟四時
實
病脉
虛
死脉

五藏主屬之圖

	方位		屬	主	声	色	臭	味	液	志	変	藏	惡	主	竅	生數	成數
肝	東	震	木	色	呼	青	臊	酸	泣	怒	握	魂血	風	筋	目	三	八
心	南	離	火	臭	言	赤	焦	苦	汗	笑	憂	神	熱	血脈	舌	二	七
脾	中央	寄坤	土	味	歌	黃	香	甘	涎	思	噦	意智	濕	肌肉	口	五	十
肺	西	兌	金	声	哭	白	腥	辛	涕	慮	欬	魄	燥	皮毛	鼻	四	九
腎	北	坎	水	液	呻	黑	腐	鹹	唾	恐	慄	精志	寒	骨	耳	一	六

十三難十五難十六難三十四難同看此圖商

五藏病證積氣死證之圖

	病	積	死
肝	氣逆筋急癃溲四支滿大便閉	肥氣	舌卷筋縮
心	熱煩心痛口乾乾噦	伏梁	面色如黧黑
脾	四支不收情怠腹滿不食嗜味	痞氣	脣反肉脹
肺	喘喜嚏悪寒咳嗽	息賁	皮枯毛折
腎	逆氣泄利大瘕小腹急足脛冷	奔豚	骨枯髮焦

二十四難七十五難同看

十八難脉有三部四經五行相生圖

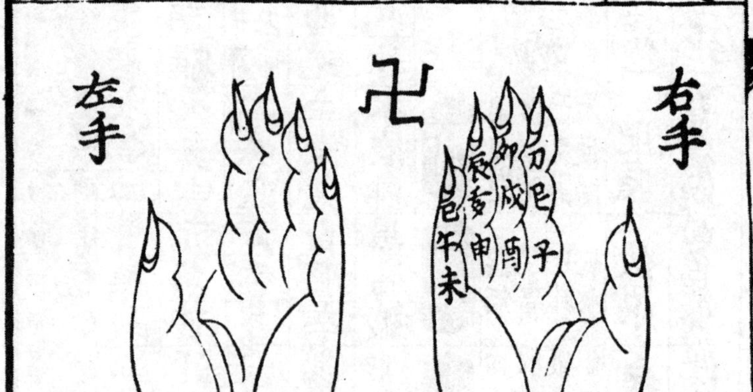

十八難三部九候之圖

人有三部部有三候各有天各有地各有人三

三部

九候之脉

上部法天　寸　陽　肺　心

天	人	地
候頭角兩	候耳目	候口齒

浮	中	沉
心肺俱沉	脾脉胃遲　不沉不浮	肝腎俱沉

上部主胸之上至頭之有疾也

中部法人　關　陰陽　中　脾

天	人	地
候肺	候心	候胸

浮	中	沉
心肺俱浮	脾脉胃遲　不浮不沉	肝腎俱沉

中部主膈以下至臍之有疾也

下部法地　尺　陰　腎

天	人	地
候肝	候脾胃	候腎

浮	中	沉
心肺俱浮	脾脉胃遲　不沉不浮	肝腎俱沉

下部主臍以下至足之有疾也

而成天三成人三成地三而三之合為九候

十九難男女脈有相反之圖

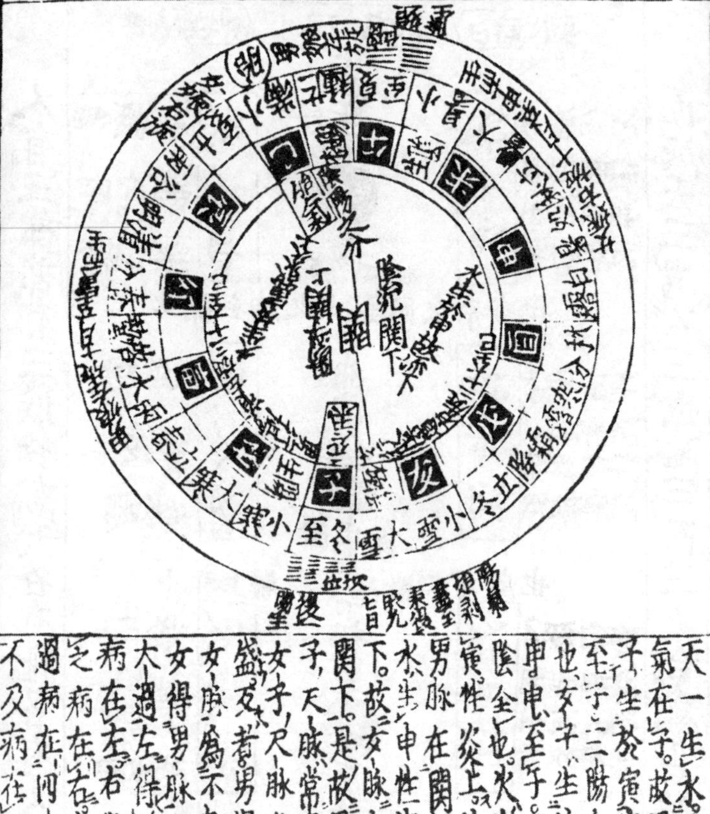

天一生水。元氣在子。故男子生於寅。寅至子三陽全也。女子生於申。申至子三陰全也。火生寅，性炎上。故男脉在關上。水生申，性流下。故女脉在關下。是故男子尺脉常弱，女子尺脉常盛。反者男得女脉，為不足。女得男脉，為太過。左得之病在左，右得之病在右。太過病在四支，不及病在內。

素問曰。日行一舍者。一舍一周八分充。三段各次第加則圖之三段相合未之五十周与十分身之四相合也。一舍一周圖一｜舍一｜周八川分

二十三難經脉丈尺數之圖

川川四分川八宿從心宿乗中分則得百十二分以七除之則得度十六刻補於十六刻之次則成晝夜百刻也

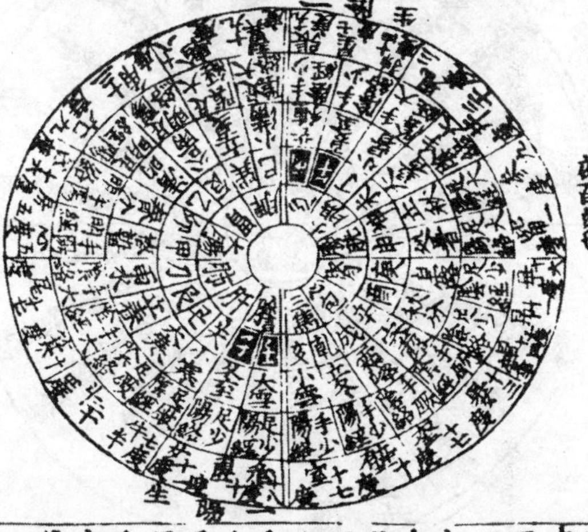

川三刻一川箭此八宿乗三刻則得八十日刻今欲合三十百刻欠十六刻也若以十六刻補之

素問曰。從房至畢十四宿。水下五十刻。半日之度也。為陽。從昴至心十四宿。水下五十刻。終白之度也。為陰。陽主晝。陰主夜。凡日行一舍。故水下三刻七分刻之數○周天二十八宿。三十六分。人氣行一周天。凡一千八分。周身十六丈二尺。以應二十八宿。合漏水百刻。都行八百一十丈。素問曰。日行一舍。人氣行於身一周。与十分身之八。日行二

靈樞曰三刻与七分刻之四。蓋三刻四分充二十八則晝夜百刻水數也

天文宿度始從中焦流注圖

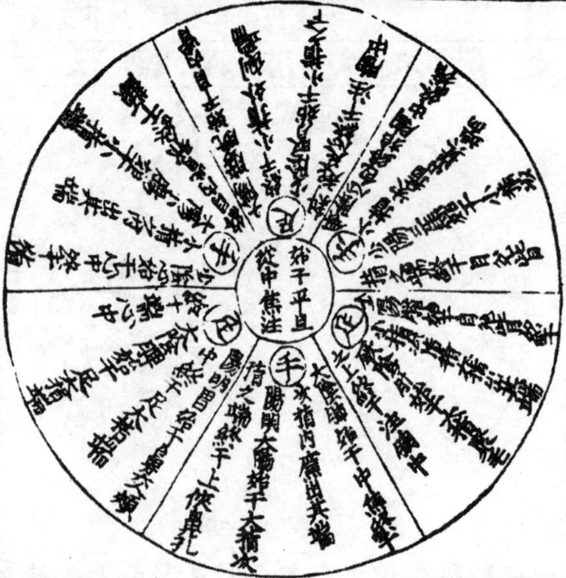

此圖當為第一難相參看

舍人氣行於身三周與十分身之六日行三舍人氣行於身五周與十分身之四日行二十八舍人氣則亦行於身五十周與十分身之四也

經脈流注圖說

經脈行血氣通陰陽以榮於身始平旦從中焦注於手太陰轉相灌注循環無端復朝會於右手寸口太淵以處百病以決生死也

二十八難奇經八脈穴法圖

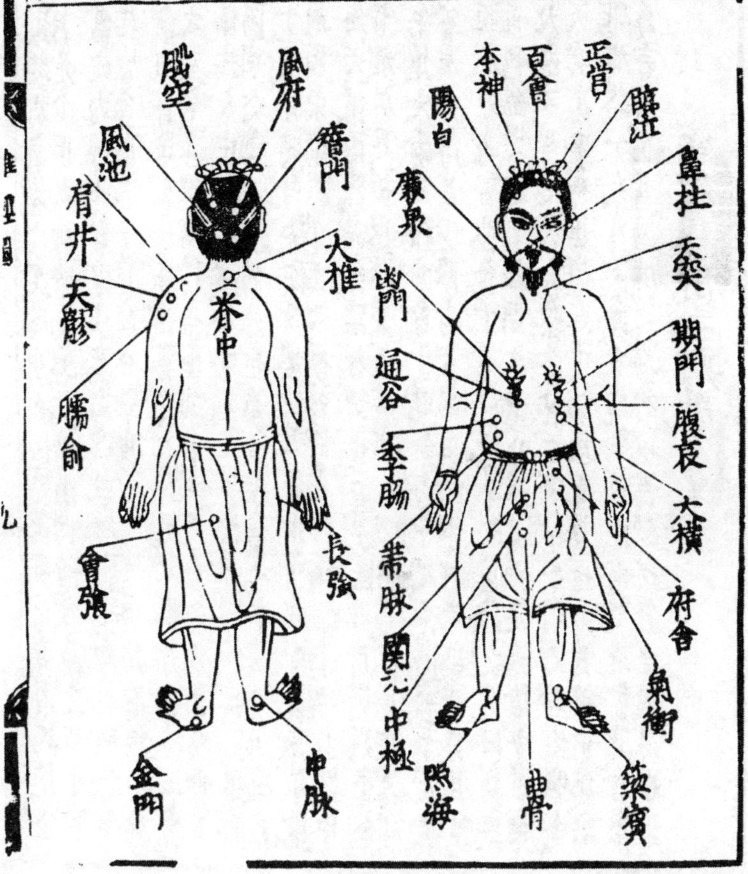

衝脈起於氣衝穴至胸中而散為陰脈之海內經作並
足少陰之經按衝脈行乎幽門通谷而上皆少陰
也嘗從內經此督脈任脈衝脈三脈　督脈為陽脈之海
皆起於會陰蓋一源而分三岐也　其脈起下極
之俞由會陰歷長強循脊中上行至大椎與手足三陽
脈之交會上至瘂門與陽維會至百會與大陽交會下
至鼻柱人中　任脈起於中極之下曲骨穴任　帶脈起季
與陽明交會　猶妊也為人生養之本　脇下
一寸八分迴身　陽蹻脈起於足跟中申脈　陰蹻亦起
一周如束帶然　穴循外踝而行也　脈於跟中
照海穴循內踝而行蹻者捷也二　陽維脈所發別于金
脈皆起於足故取蹻捷之義也　門以陽交為郄
與手足太陽及蹻脈會于臑俞與手足少陽會于天髎
及會肩井與足少陽會于陽白上本神臨泣正營腦空
下至風池與督脈會于風府瘂　陰維之郄曰築賓
門此陽維之起于諸陽之會也　與足太陰會于腹
哀大橫又與足太陰厥陰會于府舍期門又與任脈會
于天突廉泉此陰維起于諸陰之交也維者絡也陽維
陰維維絡一身為陰陽之維綱也前所謂督脈者督
之為言都也為陽脈之海所以都綱以督率陽脈也

奇經八脈主病歌

衝為裏急氣衝刺胷者有強須知督脉中任脉男疝女瘕聚。帶填腹滿腰溶溶陰蹻為病陰緩急陽蹻因而陽急同緩急陰陽何處是踝之內外可尋蹤病在陽維苦寒熱陰維心痛是其宗。陰陽不自維持著悵然失志與溶溶

三十難榮衛清濁升降圖

經云地氣上為雲天氣下為雨

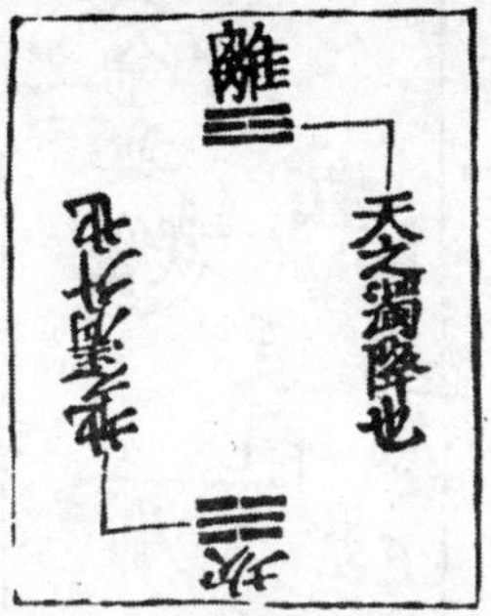

雨出地氣雲出天氣此之謂也

清者體之上也陽也火也離中之一陰降故午後一陰生即心之生血也故清氣為榮天之清不降天之濁能降為大陰卑而使之下也云清氣者總離之体而言之。濁者體之下也陰也水也坎中之一陽升故子後一陽生。即腎之生氣也故濁氣為衛地之濁不升地之清能升為六陽舉而使之上也云濁氣者總坎之体而言之

三十一難三焦之圖

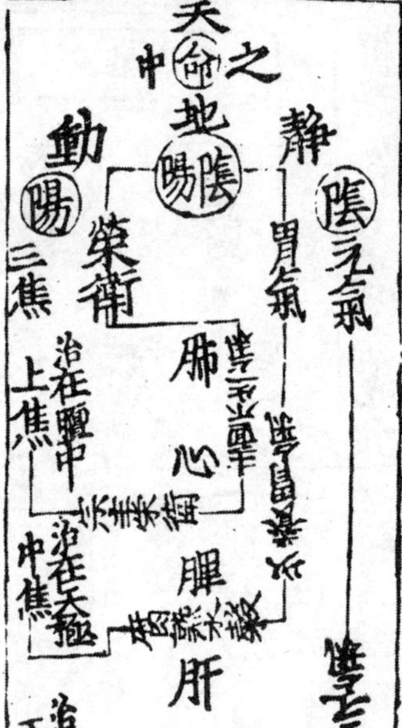

三焦者無形狀所稟所生則氣胃氣而已故云水穀之道路氣之所終始也其府在氣衝

三十三難肝肺色象浮沉之圖

木得水而浮

肝象乙角也釋其微陽其意樂金

青麥之氣吸其微陰行陰道多

肝得水而沉

金得水而沉

象辛商也釋其微陰其意樂火

白丙之氣婚而熟火行陽道多

肺得水而浮

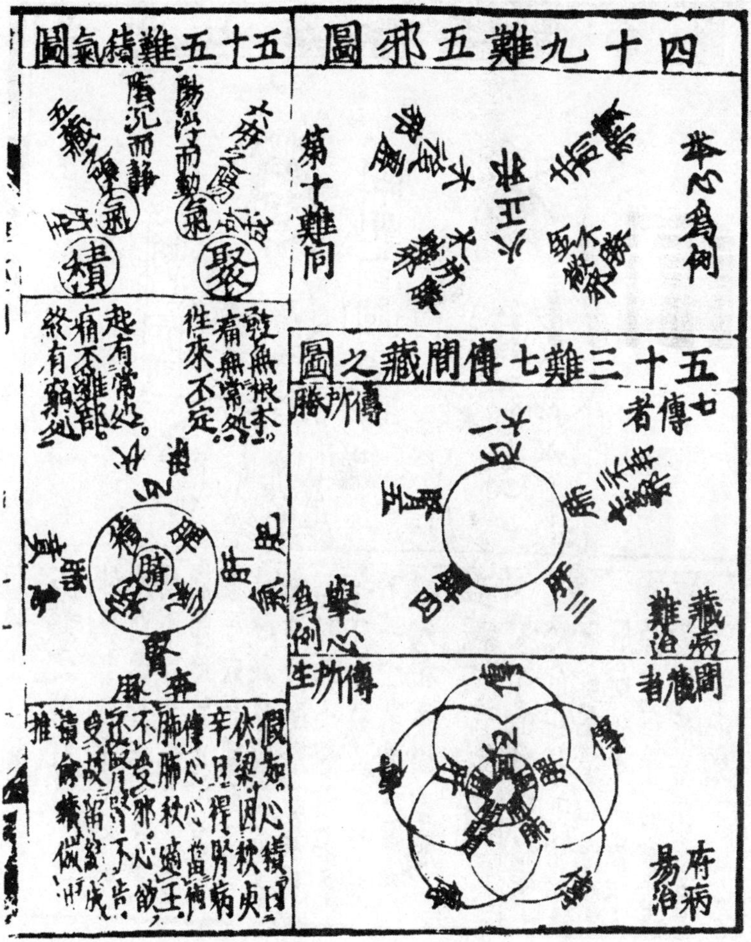
四十九難五邪圖
五十三難七傳間藏之圖
五十五難積氣圖
第十難同
七傳者
間藏病者
府病易治
聚
積

六十七難陰募陽俞圖

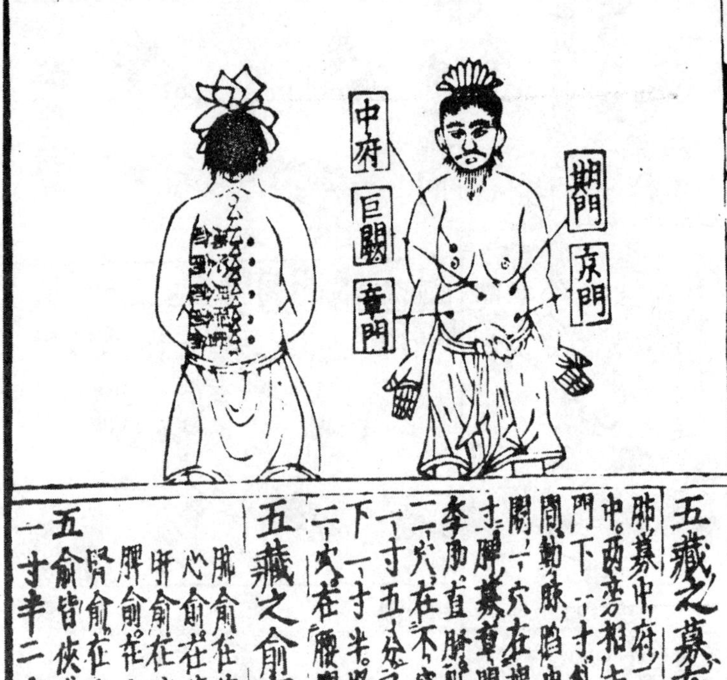

五藏之募在腹

肺募中府二穴在胸中。兩旁相去六寸。一云門下一寸乳上三肋間動脈。膻中心募巨闕一穴在鳩尾下一寸。脾募章門二穴。在季肋直臍。肝募期門二二穴在不容兩旁各一寸五分。又云乳直下一寸半。腎募京門二穴在腰間季脇

五藏之俞在背

肺俞在第三椎下
心俞在第五椎下
肝俞在第九椎下
脾俞在十一椎下
腎俞在十四椎下。

五俞皆俠脊。兩旁各一寸半二穴

六十八難手足陰陽井滎俞經合剛柔配偶圖

手陽明大腸經	大陰肺經

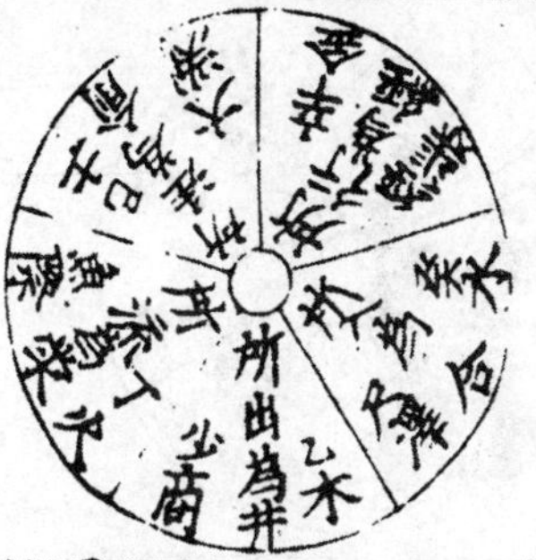

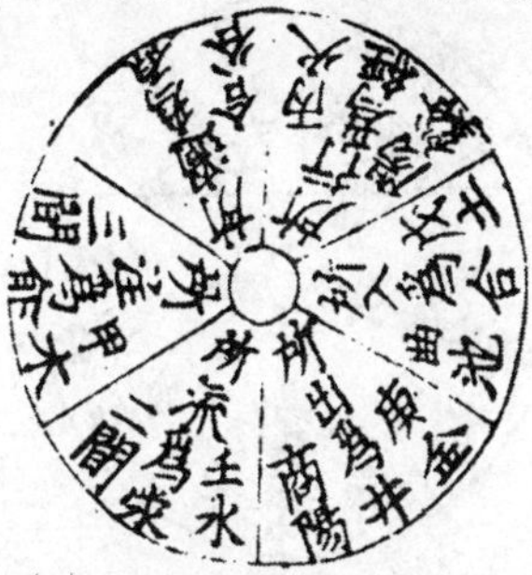

手太陰肺之經起於少商穴在手大指內側去爪甲角是也終於中府穴在雲門下一寸乳上三肋間是也○魚際穴在手大指本節後內側散脈中○太淵穴在掌後陷中○經渠穴在寸口陷中○尺澤穴在肘中約上兩筋動脈中也

手陽明大腸經起於商陽穴在手大指次指之側去爪甲角如韭葉是也終於迎香穴在鼻孔旁禾髎上是也○二間在手大指次指本節前內側陷中○三間穴在手大指次指本節後內側陷中○合谷在手大指次指歧骨間陷中○陽谿在腕中上側兩筋間陷中○曲池穴在肘外輔骨屈肘曲中

手少陰心經　手太陽小腸經

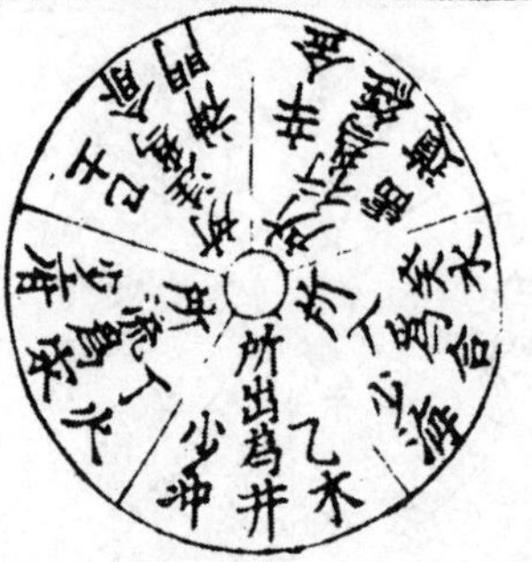

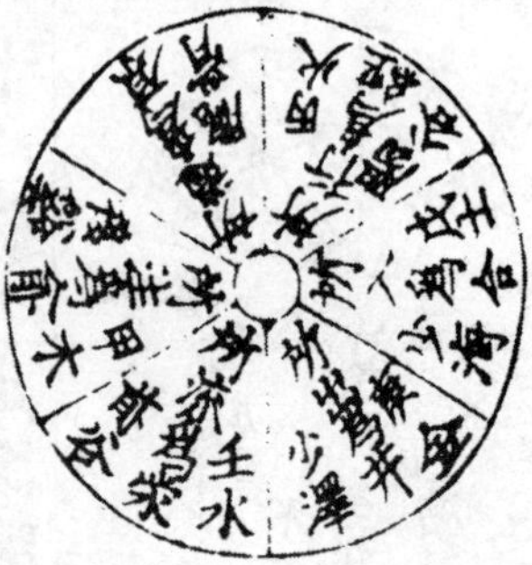

手少陰真心之經起於少冲穴在手小指內側去爪甲如韭葉是也終於極泉穴在腋下筋間動脉○少府穴在手小指本節後陷中○神門穴在掌後兌骨端陷中○靈道穴在掌後寸半○少海穴在肘內廉節後○按靈樞經云少陰無俞不病乎言外經病也是治外不治內也故少陰真心應君火之位故不治內而治外也

手太陽小腸經起於少澤穴在手小指之端去爪甲下一分是也終於聽宮穴在耳內珠子上是也○前谷穴在手小指外側本節前陷中○後谿穴在手小指外側本節後陷中○腕骨穴在手外側腕前起骨下陷中○陽谷穴在手外側腕中兌骨下陷中○小海穴在肘內大骨外去肘端五分陷中

厥陰心主　手少陽三焦經

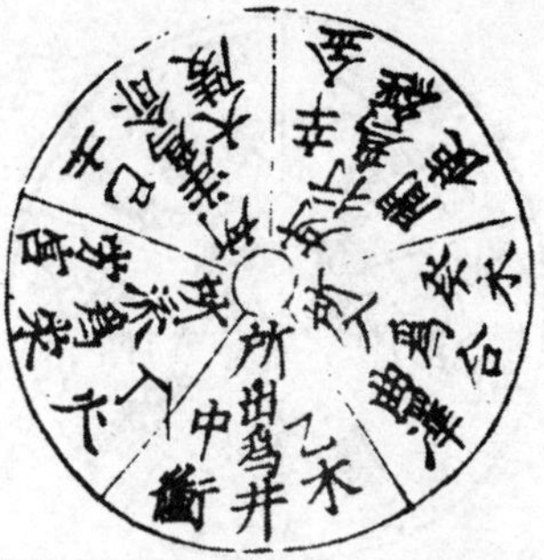

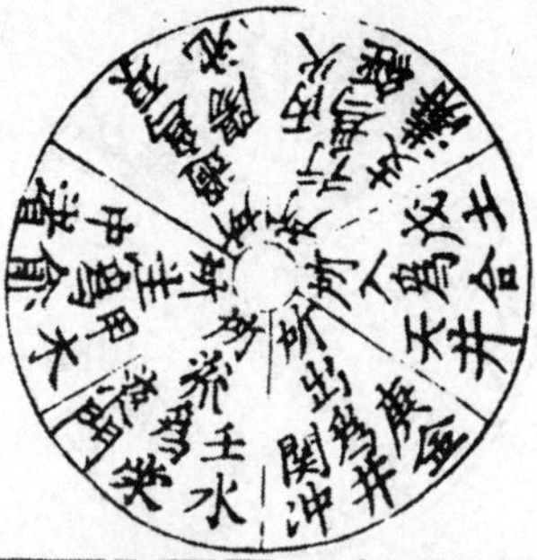

手厥陰心包絡之經起於中衝穴在手中指之端去爪甲如韭葉是也終於天池穴在腋下乳後一寸着脇肋間是也○勞宮穴在掌中央横文動脉中屈无名指着处是○大陵穴在掌後三寸兩筋間陷中○曲澤穴在肘内廉陷中屈肘取之

手少陽三焦之經起於關衝在手小指次指之側去爪甲角如韭葉是也終於耳門穴在耳前起肉缺者是也○液門穴在手小指次指間陷中○中渚穴在手小指次指本節後間陷中○陽池穴在手表腕上陷中○支溝穴在腕後三寸兩骨間陷中○天井穴在肘外大骨後肘上一寸兩筋間陷中屈肘得之

陽明胃經　足　大陰脾經

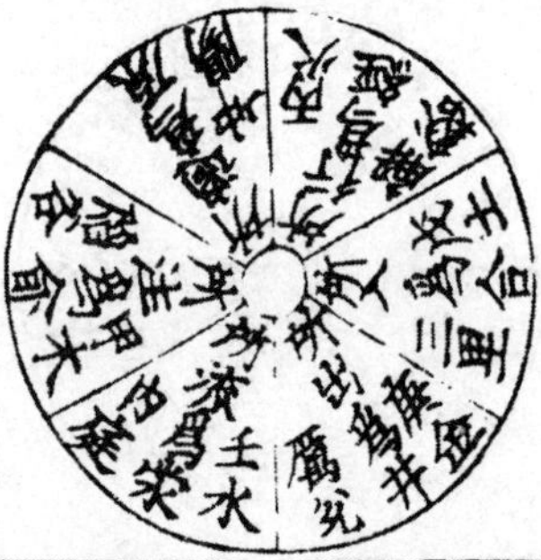

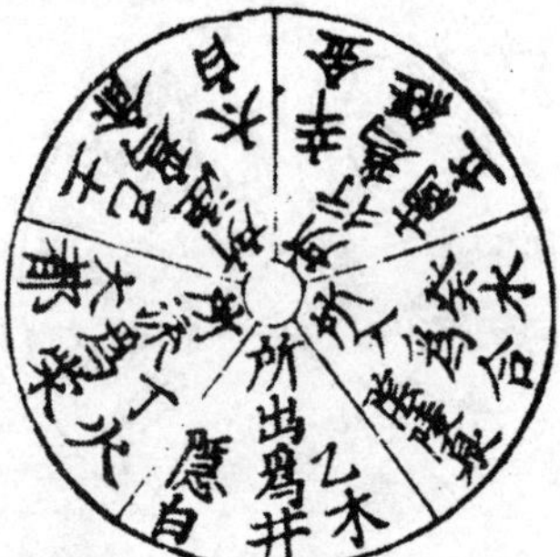

足陽明胃之經起於厲兌穴在足大指次指之端去爪甲角如韭葉是也終於頭維穴在額角髮際本神旁一寸五分是也○內庭穴在足太指次指外間陷中○陷谷穴在足太指次指外間本節後陷中去內庭二寸○衝陽穴在足跗上去陷谷三寸○解谿穴在衝陽後寸半腕上陷中○三里穴在膝下三寸骱骨外廉兩筋間

足太陰脾之經起於隱白穴在足大指內側之間去爪甲角如韭葉是也終於大包穴在淵腋下三寸九肋間是也○大都穴在足大指本節後陷中○太白穴在足內側核骨下陷中○商丘穴在內踝下微前陷中○陰陵泉穴在膝下內側輔骨下陷中伸足取之

大陽膀胱經

足少陰腎經

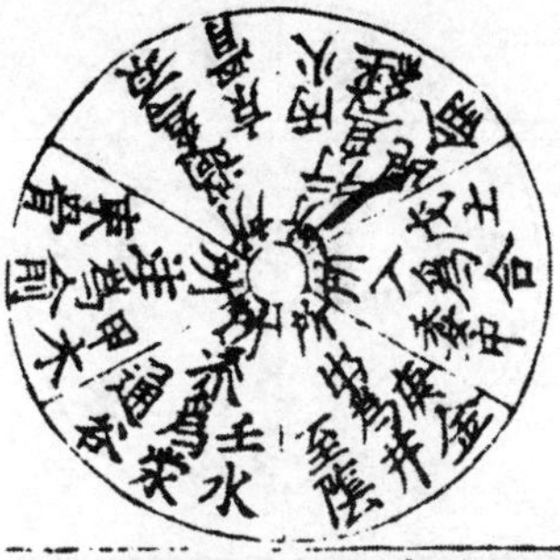

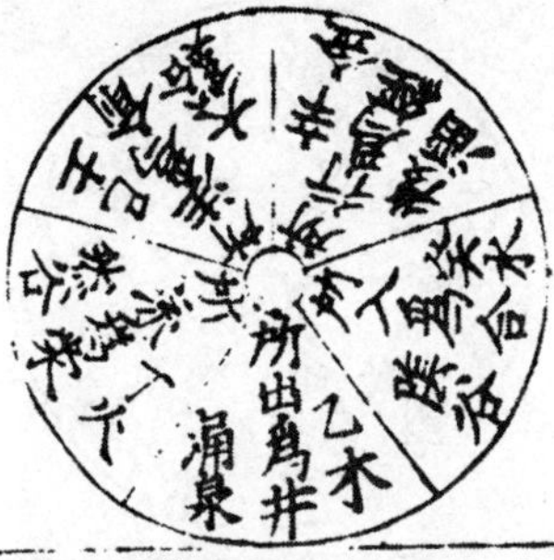

足太陽膀胱經起於至陰穴在足小指外側去爪甲如韭葉是也終於睛明穴在目內眥淩孔邊是也。通谷穴在足小指外側本節前陷中。束骨穴在足小指外側本節後陷中。京骨穴在足外側大骨下赤白肉際陷中。崑崙穴在外踝後跟骨上陷中。委中穴在膕中央約文中。

足少陰腎之經起於湧泉穴在足心陷中屈足卷指宛宛中是終於俞府穴在璇璣旁二寸巨骨穴是也。然谷穴在內踝前起大骨下陷中。太谿穴在內踝後跟骨上動脈陷中是。白復溜穴在內踝上二寸動脈陷中、陰谷穴在膝內輔骨後大筋間小筋上按之應手屈膝取之

少陽膽經　足　厥陰肝經

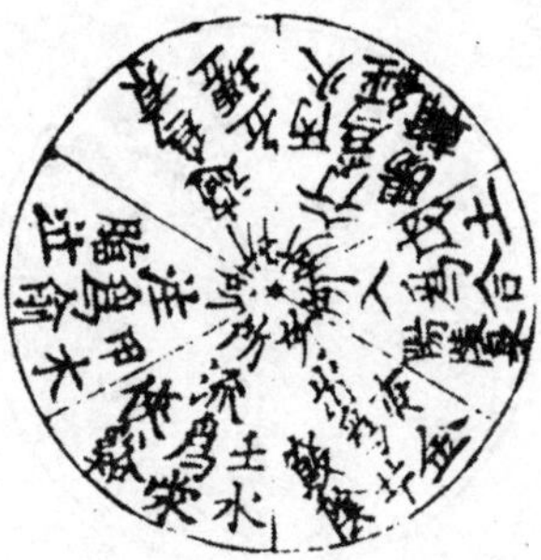

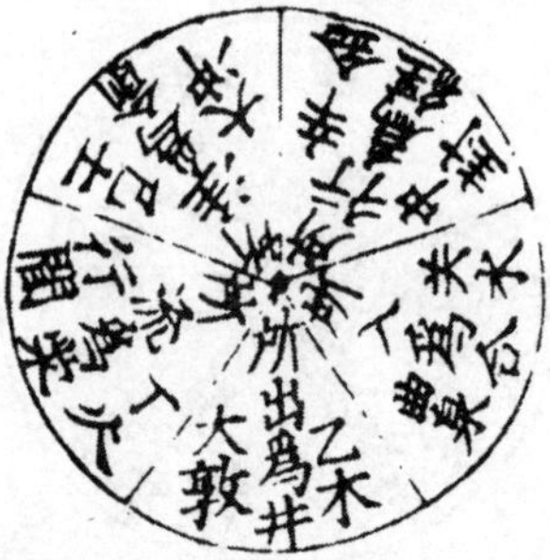

足少陽膽之經起於竅陰穴在足小指次指之端如韭葉是也終於瞳子髎穴在目外眥是也○俠谿穴在足小指次指岐骨間本節前陷中○臨泣穴在足小指次指本節後間陷中去俠谿一寸半○丘墟穴在外踝下如前陷中去臨泣三寸○陽輔在外踝上四寸○陽陵泉穴在膝下一寸外廉陷中

足厥陰肝經起於大敦穴在足大指之端去爪甲如韭葉是也終於期門穴在不容旁一寸半二肋端是也○行間穴在足大指間動脈應手陷中○太衝穴在足大指本節後二寸或一寸半陷中○中封穴在足內踝前一寸仰足取之陷中伸足乃得之○曲泉穴在膝內輔骨下大筋上小筋下陷中屈膝取之

六十八難手足陰陽井滎俞經合剛柔配偶圖

手太陰肺之經起於少商穴在手大指內側去爪甲角是也終於中府穴在雲門下一寸乳上三肋間是也

手太陰肺經

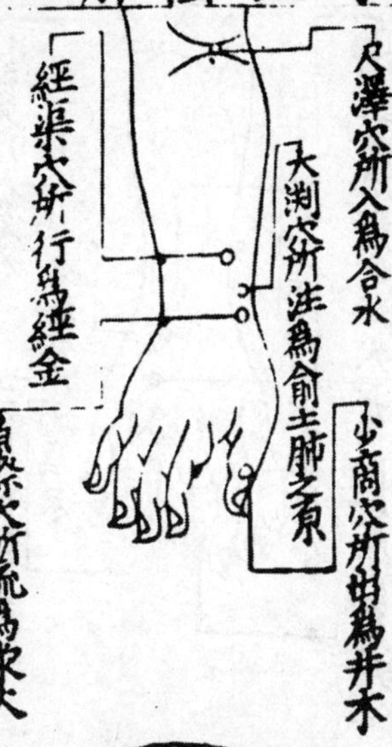

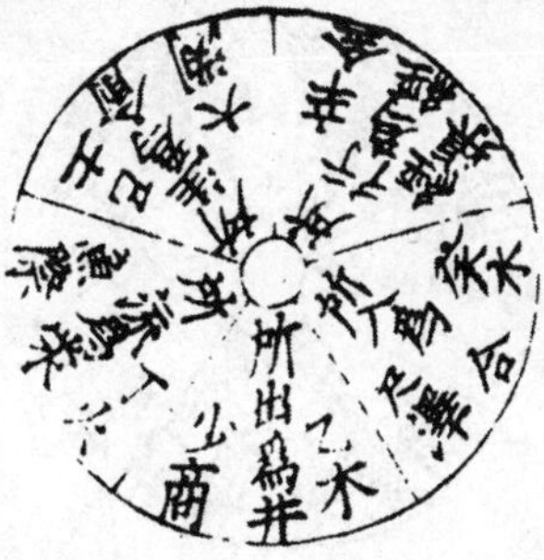

魚際穴在手大指本節後內側散脈中○大淵穴在掌後陷中○經渠穴在寸口陷中○尺澤穴在肘中約上兩筋動脈中

手陽明大腸經起於商陽穴在手大指次指之側去爪甲角如韭葉是也終迎香穴在鼻孔旁禾髎上是也○二間在手大指次指本節前內側陷中○三間穴在手

手陽明大腸經

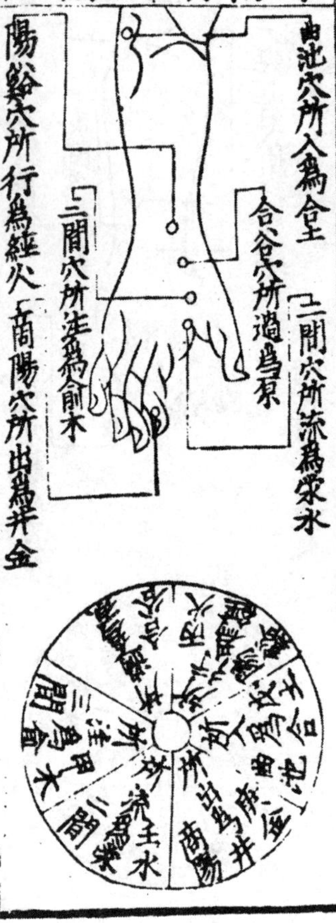

大指次指本節後內側陷中○合谷在手大指次指岐骨間陷中○陽谿在腕中上側兩筋間陷中○曲池穴在肘外輔骨屈肘曲中

手少陰真心之經起於少冲穴在手小指内側去爪甲角如韭葉是也終於極泉穴在腋下筋間動脉○少府穴在手小指本節後陷中○神門穴在掌後兑骨端陷中

手少陰心經

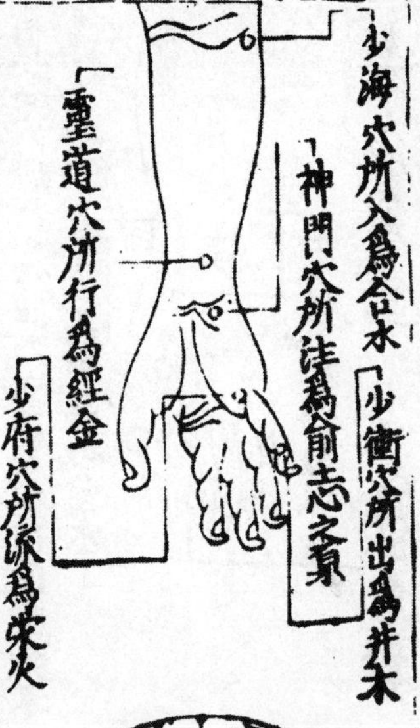

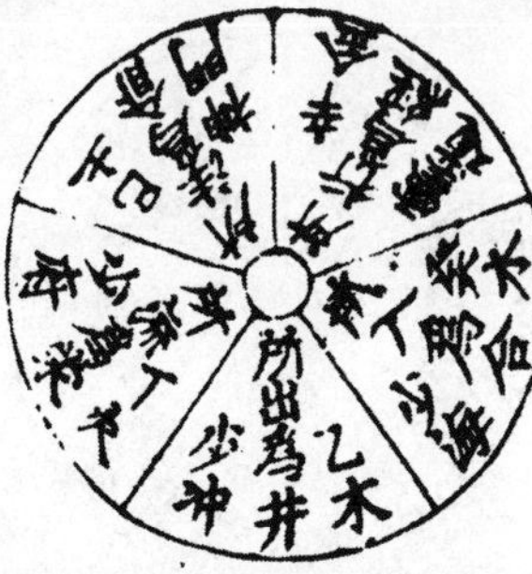

○靈道穴在掌後寸半○少海穴在肘内廉節後○按靈樞經云少陰無俞不病乎言外經病也是治外不治内也故少陰真心應君火之位故不治内而治外也

手太陽小腸經起於少澤穴在手小指之端去爪甲下一分是也終於聽宮穴在耳內珠子上是也○前谷穴在手小指外側本節前陷中○後谿穴在手小指外側

手太陽小腸經

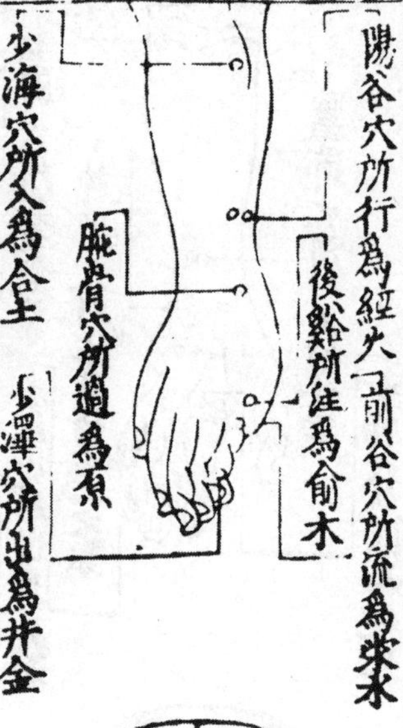

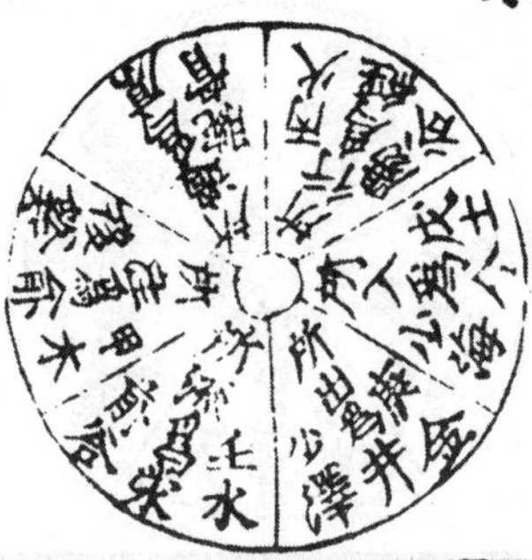

本節後陷中○腕骨穴在手外側腕前起骨下陷中○陽谷穴在手外側腕中兌骨下陷中○少海穴在肘內大骨外去肘端五分陷中

手厥陰心包絡之經起於中冲穴在手中指之端去爪甲如韭葉是也絡於天池穴在腋下乳後一寸着脇間是也○勞宮穴在掌中央横文動脉中屈無名指着

手厥陰心主

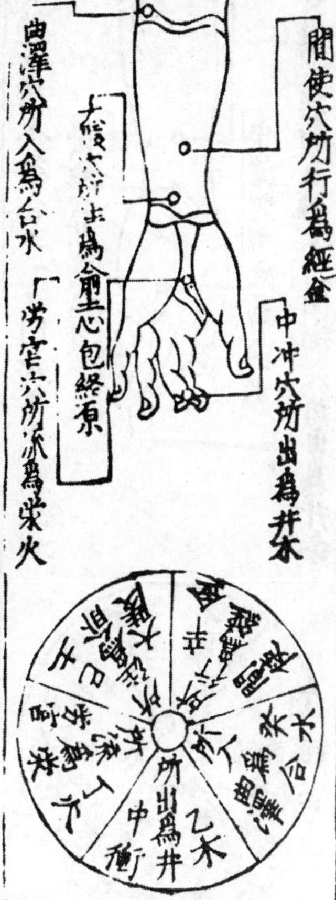

處是也○大陵穴在掌後兩筋間陷中○間使穴在掌後三寸兩筋間陷中○曲澤穴在肘内廉陷中屈肘取之

手少陽三焦之經起於關冲在手小指次指之側去爪甲角如韭葉是也終於耳門穴在耳前起肉缺者是也○液門穴在手小指次指間陷中○中渚穴在手小指

手少陽三焦經

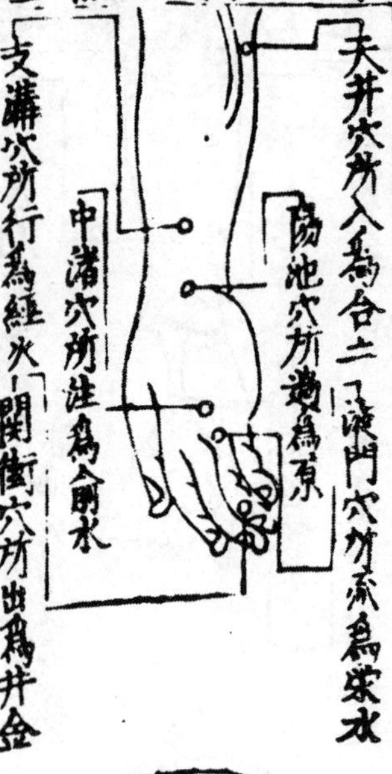

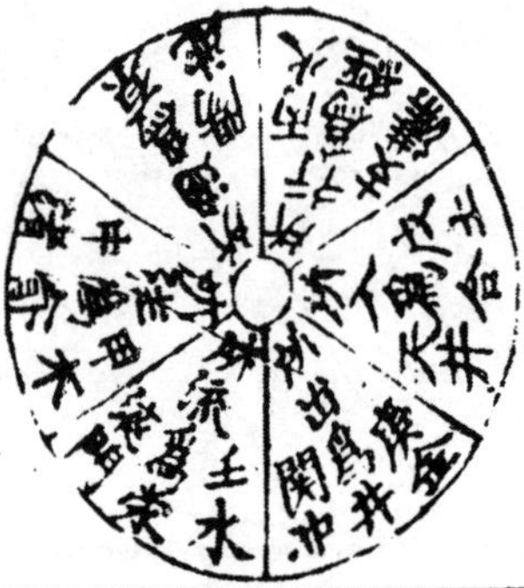

次指本節後間陷中○陽池穴在手表腕上陷中○支溝穴在腕後三寸兩骨間陷中○天井穴在肘外大骨後肘上一寸兩筋間陷中屈肘得之

足陽明胃之經。起於厲兌穴。在足大指次指之端。去爪甲角如韭葉是也。終於頭維穴。在中額角髮際本神旁一寸是也○內庭穴在足大指次指外間陷中○陷谷

足陽明胃經

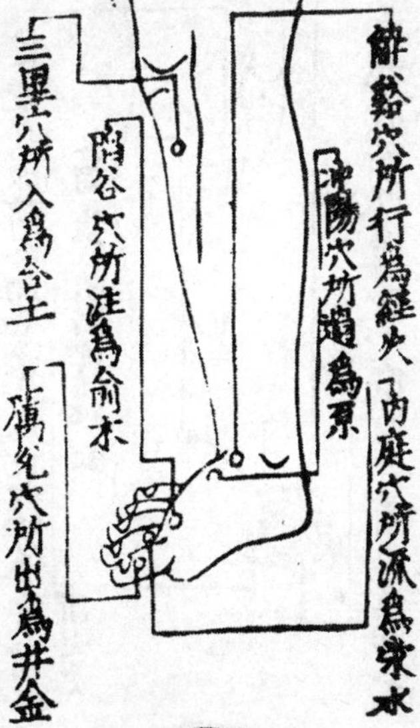

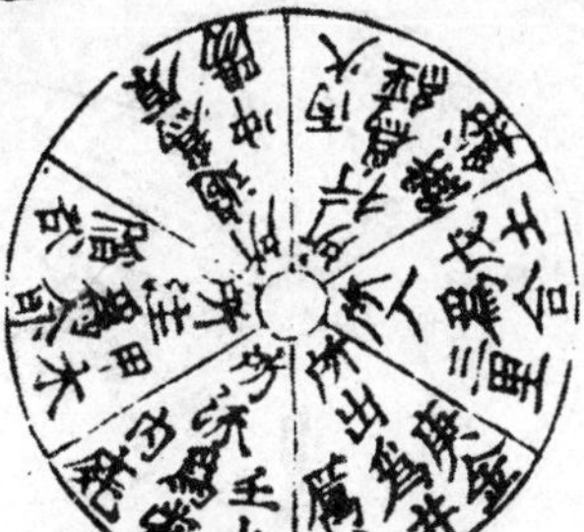

穴。在足大指次指外間本節後陷中。去內庭二寸○沖陽穴。在足跗上去陷谷三寸○解谿穴。在沖陽後寸半腕上陷中○三里穴。在膝下三寸骯骨外廉兩筋間

足大陰脾之經起於隱白穴在足大指内側之間去爪甲角如韭葉是也終於太包穴在淵腋下三寸九肋間是也○大都穴在足大指本節後陷中○大白穴在足

足大陰脾經

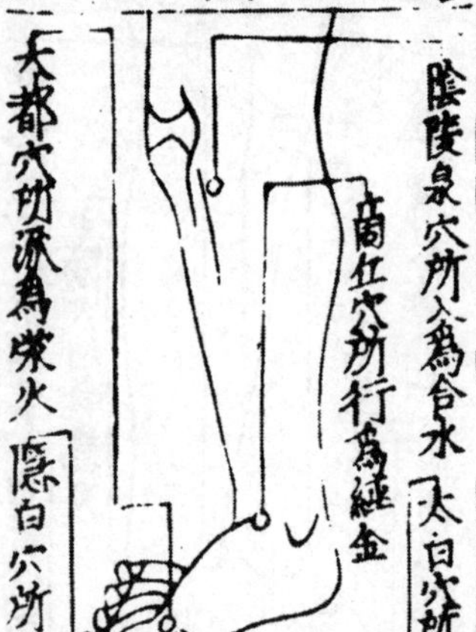

内側核骨下陷中○商丘穴在内踝下微前陷中○陰陵泉穴在膝下内側輔骨下陷中伸足取之

足太陽膀胱經起於至陰穴在足小指外側去爪甲角韭葉是也終於睛明穴在目內眥潑孔邊是也○通谷穴在足小指外側本節前陷中○束骨穴在足小指外

足大陽膀胱經

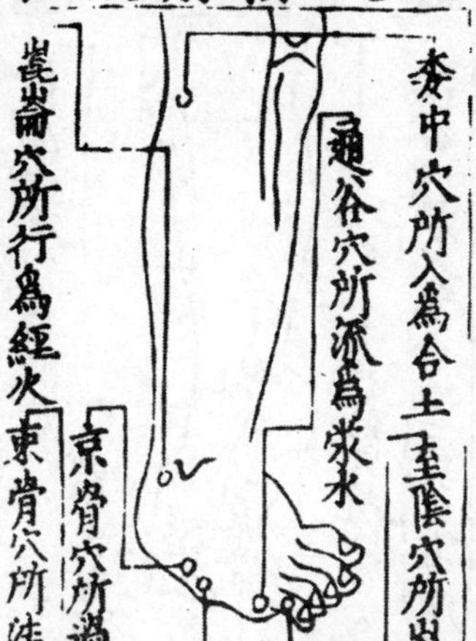

側本節後陷中○京骨穴在足外側大骨下赤白肉際陷中○崑崙穴在外踝後跟骨上陷中○委中穴在膕中央約文中

足少陰腎之經。起於湧泉穴。在足心陷中屈足卷指宛宛中。是終於俞府穴在璇璣旁二寸巨骨穴是也○然谷穴在內踝前起大骨下陷中○大谿穴在內踝後跟

足少陰腎經

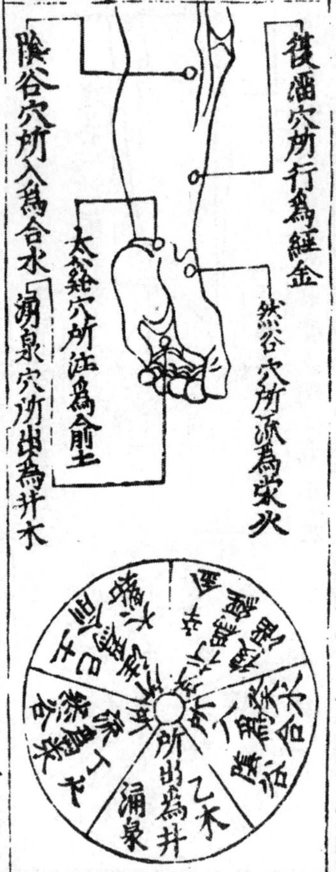

骨上動脈陷中是○復溜穴。在內踝上二寸動脈陷中○陰谷穴在膝內輔骨後大筋下小筋上按之應手屈膝取之

足少陽膽之經。起於竅陰穴。在足小指次指之端。如韭葉是也。終於瞳子髎穴。在目外眥是也○俠谿穴在足小指次指岐骨間本節前陷中○臨泣穴在足小指次指本節後間陷中。去俠谿寸半○丘墟穴在外踝下如前陷中。去臨泣三寸○陽輔穴在外踝上四寸○陽陵泉穴在膝下一寸外廉陷中

足少陽膽經

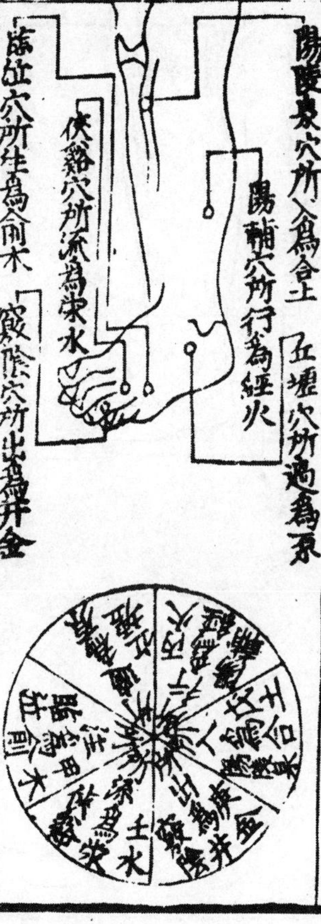

足厥陰肝經起於大敦穴在足大指之端去爪甲如韭葉是也。終於期門穴在不容旁寸半二肋端是也○行間穴在足大指間動脉應手陷中○太冲穴在足大指

足厥陰肝經

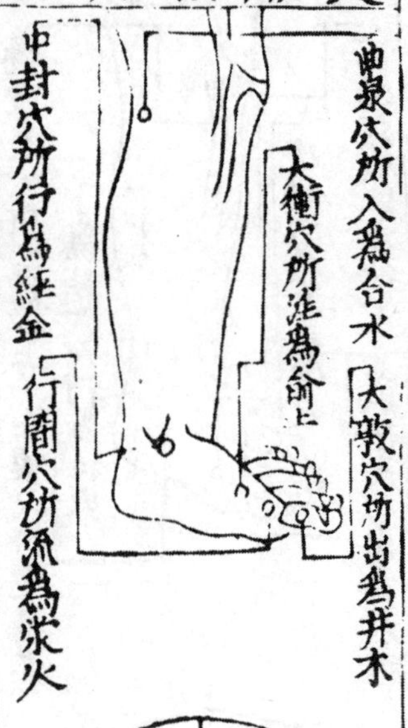

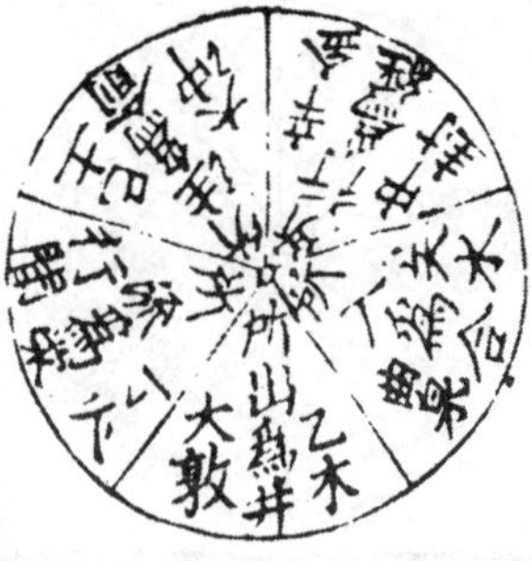

本節後二寸或寸半陷中○中封穴在足內踝前一寸仰足取之陷中伸足乃得之○曲泉穴在膝內輔骨下大筋上小筋下陷中屈膝取之

七十五難補水瀉火之圖

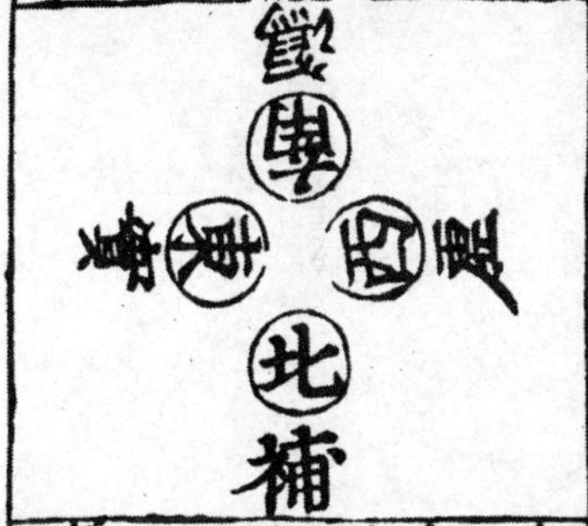

南方火北方水東方木西方金火者木之子子能令母實謂子有餘則不食於母今瀉南方者奪子之氣使之食其母也金者水之母母能令子虛謂母不足則不能蔭其子今補北方者益子之氣則不至食其母也此與八十一難義正相發其日不能治其虛安問其餘則爲實實虛虛之意也

書圖之設所以彰明其義使人易曉也經之難八十一章凡可作圖者悉圖之纂成二八十扁依經序次着之編音讀者參攷可也

難經圖說終

新刊勿聽子俗解八十一難經卷之一

盧國秦越人著述

瀚峯勿聽子　熊宗立俗解

○一難曰十二經皆有動脉獨取寸口以决五藏六府死生吉凶之法何謂也然寸口者脉之大會手太陰之脉動也（難者設問之辭然者答辭後皆倣此藏去声下同）

經徑也謂無所不通言其有常也脉者元氣也十二經脉皆係生氣之原所謂生氣者十二經之根本也故各經皆有動脉如足陽明經脉動衝陽足少陰經脉動太谿之類寸口者右手氣口也内經曰氣口何以獨爲五藏主岐伯曰胃者水穀之海六府之大源

也五味入口藏於胃變現於氣口又曰脉會太淵寸
口是太淵穴也是知寸口爲脉大會之處故能斷決
五藏六府生死吉凶矣
人一呼脉行三寸一吸脉行三寸呼吸定息脉行六寸
人一日一夜凡一萬三千五百息脉行五十度周於身
漏水下百刻榮衛行陽二十五度行陰亦二十五度爲
一周也故五十度復會於手太陰寸口者五藏六府之
所終始故法取於寸口也 復扶又反
呼者因陽出吸者從陰入一呼脉動二至行三寸一
吸脉動二至亦行三寸一呼一吸爲一息故一息之
間脉動四至共行六寸凡人一日一夜通計一萬三千

千五百息每一息六寸推之總得八百一十丈人身之經脉計長一十六丈二尺以八百一十丈筭除之即得五十度謂脉循環於周身一日一夜經過五十次矣榮爲血屬陰衛爲氣屬陽榮行脉中衛行脉外人之榮衛於銅壺漏水一日一夜下一百刻之中行陽二十五度行陰亦二十五度爲一周也人脉之始起於右手肺其終復會於右手太陰太淵穴故診脉之法必取右寸以斷生死吉凶也○一息脉行六寸二百七十息脉行一十六丈二尺爲一度循環周身故行陽二十五度行陰亦二十五度從子時至巳陽也午時至亥陰也

○二難曰脉有尺寸何謂也然尺寸者脉之大要會也從關至尺是尺内陰之所治也從關至魚際是寸口内陽之所治也故分寸爲尺分尺爲寸

脉有三部寸關尺也關界也關界乎中從關至尺澤穴當一尺故名之曰尺從關至魚際穴當一寸故取寸之名也關界之上寸口所爲爲陽之所主治也關界之下尺之所爲爲陰之所主治也故自魚際穴起一寸之後分爲尺自尺澤穴起一尺之前分爲寸也故陰得尺中一寸陽得寸内九分尺寸終始一寸九分故曰尺寸也

一寸者十數偶也故陰得尺内一寸應老陰之數九

分者九數奇也故陽得寸內九分應老陽之數尺寸之分陰陽所屬終始下寸九分是脈要會之去處可察病之來由

○三難曰脈有太過有不及有陰陽相乘有覆有溢有關有格何謂也然關之前者陽之動也脈當見九分而浮過者法曰太過減者法曰不及遂上魚為溢為外關內格此陰乘之脈也關以後者陰之動也脈當見一寸而沉過者法曰太過減者法曰不及遂入尺為覆為內關外格此陽乘之脈也（乘）去声

關前寸口陽脈之動當現九分而浮合陽奇九數關後尺部陰脈之動當見一寸而沉合陰偶十數一二者

之脉皆爲平也。尺寸分别陰陽常相濟不可偏勝有偏勝則脉有太過不及。覆溢關格見焉。若陰氣太甚拒於陽使陽氣不得相營於下。故脉上出於魚際。是名曰溢。謂之外關内格。陰偏勝而乘於陽。是陰太過而陽不及也。若陽氣太甚拒於陰使陰氣不得相營於上。故脉下入於尺澤。是名曰覆。謂之内關外格。陽偏勝而乘於陰。是陽太過而陰不及也

故曰覆溢是其真藏之脉。人不病而死也

覆如上傾而下也。溢如内溢出外也。覆溢之脉是陰陽不相濟。各自偏勝。所謂孤陽不生。獨陰不成。以致上下相離。是爲真藏之脉。是無胃氣以和之。人雖不

病脉則死也

○四難曰，脉有陰陽之法，何謂也。然，呼出心與肺，吸入腎與肝，呼吸之間，脾受穀味也，其脉在中。

脉有陰陽氣分，吹噓在乎呼吸而已。心與肺在上，爲陽，主氣之呼出也。腎與肝在下，爲陰，主氣之吸入也。脾雖不主呼吸，唯主受納穀味，然其位居心肺肝腎之中，其脉亦在於四藏呼吸之中矣。詳見下文

浮者陽也，沉者陰也，故曰陰陽也。心肺俱浮，何以別之。然，浮而大散者，心也。浮而短濇者，肺也。腎肝俱沉，何以別之。然，牢而長者，肝也。按之濡，舉指來實者，腎也。脾者中州，故其脉在中，是陰陽之法也。(別)必列反(濡)音軟

大散長者俱陽也短濇牢實濡者皆陰也實即石也外勝於上者謂之浮為陽則按之不足舉之有餘降潜於下者謂之沉為陰則輕手不見重手乃得心肺在上故脉俱浮腎肝在下故脉俱沉分別言之浮而大散者為正陽是心脉也浮而短濇者為陽中之陰是肺脉也牢而長者為陰中之陽為肝脉也按之濡擧指來實者為至陰是腎脉也所謂正陽者純陽也至陰者純陰也陽中之陰陰中之陽者半陰半陽者也脾屬土象中州故居心肺腎肝之中而播敷於四藏不言脉者脉在其中矣是謂陰陽之法也

脉有一陰一陽一陰二陽一陰三陽有一陽一陰一陽

二陰一陽三陰如此之言寸口有六脉俱動耶然此言
者非有六脉俱動也謂浮沉長短滑濇也浮者陽也滑
者陽也長者陽也沉者陰也短者陰也濇者陰也所謂
一陰一陽者謂脉來沉而滑也一陰二陽者謂脉來沉
滑而長也一陰三陽者謂脉來浮滑而長時一沉也所
言一陽一陰者謂脉來浮而濇也一陽二陰者謂脉來
長而沉濇也一陽三陰者謂脉來沉濇而短時一浮也
各以其經所在名病逆順也

一陰一陽者謂脉來沉而滑現於左手尺部是腎與
膀胱之順脉也現於左手寸口是心與小腸之逆脉
也一陰二陽者脉來沉滑而長此脉現於陰部是陽

乘於陰也一陰三陽者脉來浮滑而長時一沈也尺部見之陽中伏陰也一陽一陰者脉來浮而濇現於右手寸口是肺與大腸之順脉也現於左手關中是肝膽之逆脉也一陽二陰者脉來長而沉濇也此脉現於陽部是血氣俱虚爲陰乘陽也一陽三陰者脉來沉濇而短時一浮也寸部見之陰中伏陽也各以十二經所在審四時之候察六脉之變可知病名之逆順以決其凶吉也

〇五難曰脉有輕重何謂也然初持脉如三菽之重與皮毛相得者肺部也如六菽之重與血脉相得者心部也如九菽之重與肌肉相得者脾脉也如十二菽之重

與筋平者肝部也按之至骨舉指來疾者腎脉也故曰
輕重也(菽)音叔
輕清浮於上者爲天重濁沉於下者爲地人稟天地
之氣所生五藏之脉亦有輕重浮沉同天地之氣也
菽豆也故脉之輕重將菽而較其等第蓋肺爲四藏
之華蓋最居等上凡持肺脉要輕手按之如三菽之
重只在皮毛之間是肺脉也故肺主皮毛心在肺下
居次等凡持心脉要略重些手按之如六菽之重與
血脉相得者心脉也故心主血脉脾在心之下居第
三等諸藏之中凡持脾脉要半輕半重手按之如九
菽之重與肌肉相得者脾脉也故脾主肌肉肝在脾

之下居第四等凡持肝脉要重此手按之如十二菽之重與筋平過者肝脉也故肝主筋腎在四藏之最下第五等凡持腎脉須要重下手按之至骨舉指來疾者腎脉也故腎主骨腎不言菽者推之當如十五菽之重矣此章之難惟較脉有輕重之法不謂診切故云持脉

○六難曰脉有陰盛陽虛陽盛陰虛何謂也然浮之損小沈之實大故曰陰盛陽虛沈之損小浮之實大故曰陽盛陰虛是陰陽虛實之意也

陰陽偏勝則有虛實之變此謂寸口脉本浮今反減損而小尺部本沉今反更實大是名陽不足而陰太

過此陰盛陽虛也尺部脉本沉今反沉之又加沉寸口本浮今反浮而加實大是名陰不足而陽有餘此陽盛陰虛也

（七）七難曰經言少陽之至乍大乍小乍短乍長陽明之至浮大而短太陽之至洪大而長太陰之至緊大而長少陰之至緊細而微厥陰之至沉短而敦此六者是平脉也將病脉耶然皆王脉也其氣以何月各王幾日然冬至之後得甲子少陽王復得甲子陽明王復得甲子太陽王復得甲子太陰王復得甲子少陰王復得甲子厥陰王王各六十日六六三百六十日以成一歲此三陰三陽之王時日大要也（四）（王）並去声（復）扶又反

陰陽二氣更迭乎四時冬至則陰極陽生夏至則陽極陰生此謂冬至後得甲子日少陽初氣始生王六十日當此之時其氣尚微其候尚寒故脉進退無常大小長短不定第二甲午日或在正月或二月或三月交陽明二氣王六十日當此之時其氣始萌未盛其候始暄故脉來浮大而短第三甲子或在三月或四月或五月交太陽三氣王六十日當此之時其氣大盛其候大熱故脉來洪大而長夏至後得第四甲子交太陰四氣王六十日當此之時其氣承夏餘陽陰氣初生其候暑濕故脉緊大而長第五甲子或在七月或八月或九月交少陰五氣王六十日當此之

時陽氣衰微陰氣漸盛其候清涼故脈緊細而微第六甲子或在九月或十月交厥陰終氣王六十日當此之時陰氣極盛其候寒凝故脈沉短而敦敦者重也凡此六者非謂平脈亦不言病脈也是三陰三陽所王時候之要訣也

八難曰寸口脈平而死者何謂也然諸十二經脈者皆係於生氣之原所謂生氣之原者謂十二經之根本也謂腎間動氣也此五藏六府之本十二經脈之根呼吸之門三焦之原一名守邪之神（藏去声後凡説藏府者並同）萬物所生必有其原夫人生氣之原者腎間動氣是也腎之動脈在足內踝骨上動脈陷中名曰太谿穴

是足少陰腎之經男子以右腎為命門女子以左腎為命門主生死之要故謂命門脉此係生氣之原藏府經絡之根本通呼吸之門作三焦之原又名守邪之神者言其能建立根本保守形真扶衛內外不使閑邪傷其身也

故氣者人之根本也根絕則莖葉枯矣寸口脉平而死者生氣獨絕於內也

故此動氣是人之根本也譬如樹之有根根本堅固則枝葉茂盛根絕則枝葉枯矣寸口脉平而死者是此生氣之動脉已絕矣凡病必診太谿脉之有無以決其生死也

〇九難曰何以別知藏府之病也。然數者府也。遲者藏也。數則為熱遲則為寒。諸陽為熱諸陰為寒。故以別知藏府之病也（別彼列反　數入声）

傷寒論。太陽陽明少陽三陽受病屬府。府為陽陽主熱也。太陰少陰厥陰三陰受病屬藏。藏為陰陰主寒也。是知諸陽為熱諸陰為寒。寒則脈遲熱則脈數故可別知藏府之病

〇十難曰。一脈為十變者何謂也。然五邪剛柔相逢之意也

五邪者虛邪實邪微邪賊邪正邪也。剛柔者陰陽也剛為陽曰甚柔為陰曰微此謂丁部之脈相生相尅

遂分五邪剛柔相逢則或甚或微遂成十變今以心部為例説見下文餘部倣此而推

假令心脉急甚者肝邪干心也心脉微急者膽邪干小腸也（令平声下同）

急猶弦也肝之脉也假如心脉當王之時反見弦急之甚者肝邪干心也心脉微急者膽邪干小腸也木生火謂母來生我為從後來者為虛邪

心脉大甚者心邪自干心也心脉微大者小腸邪自干小腸也

大猶洪也心部脉見大是自家之脉心邪自干心為正邪

心脉緩甚者脾邪干心也心脉微緩者胃邪干小腸也

緩慢也脾土之脉心部見之火生土是我去生子為

從前來者為實邪

心脉濇甚者肺邪干心也心脉微濇者大腸邪干小腸

也

濇肺之脉心部見之火尅金是夫乗妻從其所勝者

為微邪

心脉沉甚者腎邪干心也心脉微沉者膀胱邪干小腸

也

沉者腎脉也心部見之水尅火鬼來尅我是從所不

勝者為賊邪

五藏各有剛柔邪故令一脉輙變為十也

五藏之脉各有五邪而五邪各分剛柔二十變二十五為千故一臟之脉有十變也此止言心之一藏其餘肝腎肺脾四藏各倣此而推之

○十一難曰經言脉不滿五十動而一止一藏無氣者何藏也然人吸者隨陰入呼者因陽出今吸不能至腎至肝而還故知一藏無氣者腎氣先盡也

五十合天地造化之数易繫辞曰大衍之數五十乃備一是數之始十是數之極人之脉息晝夜循環五藏脉一動循一藏五動循環五藏遍周而復始五十動則是十次五藏循環遍則數皆至極数而不見止

脉者五藏皆平故無病也今不滿五十動而見止脉是一藏無氣謂平人一呼脉两動一動脾一動心一吸脉两動一動肝一動腎心肺陽也故云呼因陽出肝腎陰也故云吸隨陰入脾居中在脉動呼吸两界之間平人脉亦有一息五至者一動是脾脉也假如一呼一吸脉四動初動肺二動心三動脾四動肝而止却還復動肺是不至腎也故腎藏無氣如此只在肺心脾肝四藏循環皆滿十之極數則四十動後乃見止脉是知腎一藏無氣而先絕也

○十二難曰經言五藏脉已絕於內用鍼者反實其外五藏脉已絕於外用鍼者反實其內內外之絕何以別

之然五藏脉已絶於内者腎肝脉絶於内也而醫反補其心肺五藏脉已絶於外者其心肺脉絶於外也而醫反補其腎肝陽絶補陰陰絶補陽是謂實實虚虚損不足而益有餘如此死者醫殺之耳（丁）德列不後並同

五藏之中心肺在上爲陽應乎外主氣血皮毛故云呼出心與肺則呼因陽出於外也腎肝在下爲陰應乎内主筋骨故云吸入腎與肝則吸隨陰入於内也今云五藏之脉絶於外者心肺脉絶於外也醫反以鍼補其内之腎肝五藏之脉絶於内者腎肝脉絶於内也醫反以鍼補其外之心肺是謂陽絶補陰陰絶補陽也經云虚者補之實者瀉之今心肺之脉浮大

之盛此心肺有餘之實勢是當瀉之醫反以藥補其心肺而瀉其腎肝腎肝之脉遲濇之盛此腎肝不足之虛者是當補之醫反以藥瀉其腎肝而補其心肺是謂實其實虛其虛損其不足益其有餘如此而死者醫殺之明矣馮氏謂此篇當在六十難之後以用針補瀉之類相從也

○十三難曰經言見其色而不得其脉反得相勝之脉者即死得相生之脉者病即自已

見其色而不得其脉者是色與脉不相應也假如肝之青色見於面而脉反浮濇而短者是肺脉也肺金尅肝木爲賊邪是相勝之脉病即死也若得沈滑腎

之脉腎水生肝木是相生之脉其病自愈也

色之與脉當參相應為之奈何然五藏有五色皆見於面亦當與寸口尺内相應假令色青其脉當弦而急色赤其脉浮大而散色黄其脉中緩而大色白其脉浮濇而短色黒其脉沉濡而滑此所謂五色之與脉當參相應也（應）平声（見）音現

五藏五色肝青心赤脾黄肺白腎黒也若一色現於面即當與寸關尺脉之相應是色與脉當參相應也假如青色現於面其脉弦而急是肝之順脉此相應也其餘倣此而推

脉數尺之皮膚亦數脉急尺之皮膚亦急脉緩尺之皮

膚亦緩脉濇尺之皮膚亦濇脉滑尺之皮膚亦滑（圏 入声）
尺者腕范指尺準容是臂内也數心脉也急肝脉也
緩脾脉也濇肺脉也滑腎脉也假如脉数而臂之皮
膚亦数是脉與皮膚内外相應故無病若脉滑而臂
之皮膚反濇是皮膚與脉内外不相應故病也

五藏各有聲色臭味當與寸口尺内相應其不相應者
病也（圏 平声）

肝脉弦其色青其聲呼其臭臊其味酸心脉洪其色
赤其聲笑其臭焦其味苦脾脉緩其色黄其聲歌其
臭香其味甘肺脉濇其色白其聲哭其臭腥其味辛
腎脉沉其色黒其聲呻其臭腐其味鹹此謂相應也

假如肝病色白多哭好辛喜腥此謂不相應也聲色臭味皆肺之證金尅木白賊邪故病也

假令色青其脉浮濇而短若大而緩為相勝浮大而散若小而滑為相生也

色青是肝木其脉浮濇而短是肺脉金尅木也是為賊邪若大而緩是脾脉木尅土也是為微邪此二者皆謂之相勝其脉浮大而散是心脉木生火也若脉小而滑是腎脉水生木也二者皆謂之相生餘色倣此類推

經言知一為下工知二為中工知三為上工上工者十全九中工者十全八下工者十全六此之謂也

上工者能知五藏聲色臭味而爲五藏之病又知寸口尺內脉之相應又知相勝相生之理知此三者則治病十可全九中工者能知五藏聲色臭味及寸口尺內脉之相應而不知相勝相生之理則治病十可全八下工者但知五藏聲色臭味而已則治病十可全六

新刊勿聽子俗解八十一難經卷之一終

新刊勿聽子俗解八十一難經巻之二

○十四難曰脉有損至何謂也然至之脉一呼再至曰平三至曰離經四至曰奪精五至曰死六至曰命絶此死之脉也何謂損一呼一至曰離經二呼一至曰奪精三呼一至曰死四呼一至曰命絶此謂損之脉也至脉從下上損脉從上下也上声 ㊤ノ上ハ上声下ハ始字㊦ノ上ハ始字下ハ

損者不及也至者太過也從下漸增於上曰至從上漸減於下曰損脉之一呼再至即一息四至平脉也一呼三至即一息六至數脉一呼一至即一息二至敗脉此二者一至一損皆曰離經離經者離其常經而病也一呼四至即一息八至脫脉二呼一至即一

息一至敗脈此二者至一損皆曰奪精奪精者氣
耗血枯神慘色瘁其精華猶如奪去也呼五至即
歸墓脈三呼一至即二呼一吸得一至此二者至
一損皆曰死也呼六至即絶魂脈四呼一至即兩
息一至惟脈此二者至一損皆曰命絶命絶者藏
敗神去氣絶則死也本經云此死之脈也死字當作
至

損脈之為病奈何然一損損於皮毛皮聚而毛落二損
損於血脈血脈虚少不能榮於五臓六府也三損損於
肌肉肌肉消瘦飲食不能為肌膚四損損於筋筋緩不
能自收持五損損於骨骨痿不能起於牀反此者至於

(收)病也從上下者骨痿不能起於牀者死從下上者皮聚而毛落者死(上)上如字下上声(下)上上声下如字(痿)音委

五藏最居於上者為肺蓋肺為諸藏之華蓋內受諸經百脉之朝會外主榮於皮毛今損肺為病自上而下先損肺故皮枯而毛折也其次曰心心在肺下為之君主專主血脉故二損損於心則身無主宰血脉枯虛不能榮華五藏六府也其次曰脾脾在心下受納五穀之氣外充肌肉內養藏府故三損損於脾則飲食不化肌肉消瘦也其次曰肝肝在脾下主受心血內養於筋外華在爪故四損損於肝則筋痿緩縱不能收拾維持也腎最在下主受五藏六府之精華

外主榮髮内主養骨故五損損腎則骨枯髓減羸弱
卧床不能起也蓋此五者謂之損脉之病也從上而
下從肺損至腎也反此五者謂從下而上從腎至肺
是至脉之病也本經言至於收病也於收二字當作
脉之二字恐傳寫之誤矣
然治損之法奈何然損其肺者益其氣損其心者調其
榮衛損其脾者調其飲食適其寒温損其肝者緩其中
損其腎者益其精此治損之法也（治）平声
形寒飲冷則傷肺肺主氣故損於肺者當補益其氣
氣調百脉則精華潤於皮毛憂愁思慮則傷心心主
血脉故損於心者當調和榮衛則血脉貫通飲食勞

倦則傷脾。脾旺四季、主飲食。故損於脾者、當以飲食
之性味隨四時寒温之氣、而調適其宜、則自然充養
肌肉。恚怒氣逆則傷肝。肝主怒。故損於肝者、當宜食
甘物如粳米牛肉棗葵之類。甘屬脾土、味性緩。肝之
性急。故以甘味以緩之、則筋脉自然營運、久坐濕地。
強力房勞則傷腎。腎藏精、為養身之本。故損於腎者、
當調宜鹹味、以補益其精。精氣充備則能養乎骨髓
也。此五者、治損之要法也。治至之法、以意類推
脉有一呼再至、一吸再至。有一呼三至、一吸三至。有一
呼四至、一吸四至。有一呼五至、一吸五至。有一呼六至、
一吸六至。有一呼一至、一吸一至。有再呼一至、再吸一

至有呼吸再至脉來如此何以別知其病也【別】彼列反

有呼吸再至即一呼一至一吸一至也謂疑似衍文

○此一節重說損至之脉動數詳見下文

然脉來一呼再至一吸再至不大不小曰平一呼三至

一吸三至為適得病前大後小即頭痛目眩前小後大

即胸滿短氣

脉來一呼再至一吸再至不大不小至數勻調即平

人之脉也一呼三至一吸三至名曰數脉適始初也

前大後小者寸前之大也寸為上部法天主胸以上

至頭之有疾故頭腦疼痛眼目眩暈前小後大者寸

後之大也關主中部法人主胸下至臍之有疾故胸

胸滿塞氣息短促

一呼四至。一吸四至。病欲甚。脉洪大者苦煩滿。沉細者腹中痛。滑者傷熱。濇者中霧露。（中）上平声 下去声

此言一息八至之脉。是病漸進至甚也。脉若洪大者病在三陽。爲陽甚之脉。故主心胸滿悶苦於煩熱也。若脉沉細者病在三陰。爲陰甚之脉。故主虚寒不足。腹中疼痛。滑者陽氣有餘。主傷熱毒。濇者氣虚血少。因中霧露。冒觸寒邪。

一呼五至。一吸五至。其人當困。沉細夜加。浮大晝加。不大不小雖困可治。其有小大者爲難治

八至曰脱。九至曰死。此言一息十至是歸墓也。其病

當困若脉沉細是陰之極主夜必劇若脉浮大是陽之極主晝必劇不大不小不浮不沉病雖困劇亦可愈其有乍大乍小乍數乍遲者死也

一呼六至一吸六至爲死脉也沉細夜死浮大晝死

一息十二至謂之絶魂爲陽極之脉也若得沉細遇夜必死若浮大晝日必死陰陽之分也已上四段說至脉

一呼一至一吸一至名曰損人雖能行猶當著床所以然者血氣皆不足故也

此已下說損脉一息二至一息一至皆爲敗脉故名曰損謂五藏六府之虚損也榮衛虚耗藏府失於滋

養是皆血氣不足。雖能強力而行，猶當著床而臥也。
再呼一至。再吸一至。名曰無魂。無魂者。當死也。人雖能
行。名曰行屍
即一息一至。魂屬陽。魄屬陰。無魂、是陽絕而魂去也。
人雖能行動。其屍已死矣。故曰行屍。
上部有脈，下部無脈，其人當吐，不吐者死。上部無脈，下
部有脈。雖困無能為害。所以然者，譬如人之有尺，樹之
有根。枝葉雖枯槁，根本將自生。脈有根本。人有元氣，故
知不死。
譬如二字。當在人之有尺下。寸部有脈，尺部無脈。是
邪實在上。即當發吐。不吐者。生氣獨絕於內也。故知

必死蓋尺內左候腎右命門乃神精之所舍原氣之所係今寸部無脉尺部有脉其人雖困是元氣尚在猶能安愈人之有尺譬如樹之有根枝葉雖枯槁根本還自生脉有根本是人有元氣故知不死也

○十五難曰經言春脉弦夏脉鈎秋脉毛冬脉石是王脉耶將病脉也然弦鈎毛石者四時之脉也春脉弦者肝東方木也萬物始生未有枝葉故其脉之來濡弱而長故曰弦夏脉鈎者心南方火也萬物之所茂垂枝布葉皆下曲如鈎故其脉之來疾去遲故曰鈎秋脉毛者肺西方金也萬物之所終草木華葉皆秋而落其枝獨在若毫毛也故其脉之來輕虛以浮故曰毛冬脉石者

腎北方水也萬物之所藏也極冬之時水凝如石故其脉之來沉濡而滑曰石此四時之脉也〔王〕去声〔藏〕平声〔凝〕魚凌反

此言四時之脉本經說之詳矣蓋謂春之脉濡弱而長曰弦非甚弦也是微弦也夏之脉來疾而去遲曰鈎是微洪也秋之脉輕虛以浮曰毛謂浮濇而短如風吹毛如水浮萍是微浮也冬之脉沉濡而滑曰石是微沉也春微弦夏微洪秋微浮三者是九候内之浮中脉也微沉者是九候内之中沉脉也中為胃氣故四微者皆有中之胃氣故為平脉

如有變奈何

此總持起四時之脉如有更變者何如

然春脉弦反者為病何謂反然其氣來實強是謂太過病在外氣來虛微是謂不及病在内氣來厭厭聶聶如循榆莢曰平益實而滑如循長竿曰病急而勁益強如新張弓弦曰死春脉微弦曰平弦多胃氣少曰病但弦無胃氣曰死春以胃氣為本

謂春脉當弦若與弦脉相反則為肝病方春少陽用事之時脉得微弦是有胃氣今脉氣之來實強是弦之太過此陽太盛也其病則外證面青善怒眩冒顛走厥陰養於筋其脉弦今更虛微是弦之不及此陰厥乎中其病在内則令人胷脇痛滿轉筋方春少陽厥陰二氣俱合其脉之來厭厭聶聶如春風吹榆莢濡弱而調者是微弦也謂有胃氣在中故曰平脉若

益實而滑如循長竿者即前實弦之謂是九候浮中沉浮多而中之胃氣少也故曰病若急而勁益強如新張弓是真弦脉獨現此無胃氣故曰死復論微弦者如九候内浮中沉弦是浮也微弦是中之胃氣故曰平脉弦多胃氣少者是二分浮一分中也故病但弦者只見其浮而無中之胃氣爲真藏之現必死是故四季五藏之氣皆以胃氣爲本胃者水穀之海人受氣於穀穀入於胃乃傳與五藏六府此説者以胃氣爲本其餘四藏並皆倣此

夏脉鉤反者爲病何謂反然氣來實弦是謂太過病在外氣來虚微是謂不及病在内其脉來累累如環如循

琅玕曰平來而益數如雞舉足者曰病前曲後居如操
帶鉤曰死夏脉微鉤曰平鉤多胃氣少曰病但鉤無胃
氣曰死夏以胃氣為本（累平声 數入声 居倨同 操平声）
謂夏脉當鉤若與鉤脉相反則為心病方夏太陽用
事之時脉得微鉤是有胃氣今反實強是鉤之太過
外證面赤口乾喜笑身熱膚痛是心火少陰盛旺今
反脉是虛微是鉤之不及内證煩心心痛上見咳血
下為氣泄其脉來累累如珠如循琅玕即浮大而散
是微鉤也謂有胃氣在中故曰平脉心脉本當浮散
今反數如雞舉足而走者是鉤多而胃氣少故心有
病也脉來前鉤曲而無力後倨然而不動如勁直操

執華帶之鉤者是但鉤而無胃氣故死也復論鉤者
浮大也以浮中沉論鉤屬於浮微鉤者浮太而散是
有中之胃氣故曰平脉此說夏以胃氣為本
秋脉毛反者為病何謂反然其氣來實強是謂太過病
在外氣來虛微是謂不及病在內其脉來藹藹如車蓋
按之益大曰平不上不下如循雞羽曰病按之蕭索如
風吹毛曰死秋脉微毛曰平毛多胃氣少曰病但毛無
胃氣曰死秋以胃氣為本 (書) 如蓋又
謂秋脉當毛若與毛脉相反則為肺病方秋太陰用
事之時脉得微毛是有胃氣今反實強是毛之太過
外證面白善嚔悲愁欲哭氣逆背痛秋肺金陽明之

氣今反脉見虛微是毛之不及也內證喘咳洒淅寒
熱其脉之來如小車之蓋輕浮藹藹然按之益大是
微毛也知有胃氣故曰平脉按之中間堅兩旁虛不
上不下如循雞羽濇濇然是毛多胃氣少也故病按
之消索如風吹毛紛紛然飄騰無歸者是但毛而無
胃氣也故曰死此言秋以胃氣為本
冬脉石反者為病何謂反然氣來實強是謂太過病在
外氣來虛微是謂不及病在內脉來上大下銳濡滑如
雀之喙曰平啄啄連屬其中微曲曰病來如解索去如
彈石曰死冬脉微石曰平石多胃氣少曰病但石無胃
氣曰死冬以胃氣為本 喙音惠 啄音卓 屬音燭 彈平声

謂冬脈當石。若與石脈相反，則為腎病。方冬厥陰用事之時，脈得微石，是有胃氣。今反實強，是石之太過。外證面黑，善恐欠，少氣，寒至，夏反兼水太陽之氣。今反脈見虛微，是石之不及。内證氣逆，少腹痛，急下，泄脛寒。雋象謂本大末小，上大者足太陽膀胱手兩大也。下銳者足少陰。診之去而小也。陰陽得所，為胃氣強，故曰平脈。是為微石，即沈濡而滑也。若脈喙喙而相連屬，其中緩而微曲，若脾脈然，腎謂石多而胃氣少也。故曰病脈。若來如解索之遲緩，去如彈石之急疾者，是但沈而無中之胃氣，故曰死脈。此言冬以胃氣為本。

胃者水穀之海主稟四時皆以胃氣爲本是謂四時之變病死生之要會也

胃大一尺五寸長二尺六寸盛穀二斗水一斗五升故爲水穀之海四時春夏秋冬皆稟受胃氣爲根本所以春弦多胃少夏鉤多胃少秋毛多胃少冬石多胃少皆能爲四時之變病是知有胃氣即生無胃氣即死故胃爲死生之要會也胃氣者脉來不大不小不長不短不浮不沉不滑不濇不緊不緩應手中和意思欣欣難以名狀者是胃之氣也

脾者中州也其平和不可得見衰乃見耳來如雀之啄如水之下漏是脾之衰見也（見）上如字下並音現

胃為水穀之海、廣能容納水穀。脾居四藏之中、主行

水穀之精氣、而敷播於五藏六府、通灌於上下四旁。

故號中州。其平和之脈寄旺於四季、故不可得見。脾

衰乃見雀啄屋漏之脈。雀啄之狀、來而急數、頻絕而

止、良久準前復來、如雀啄食、謂來三而去一也。水漏

之狀、如屋之漏、滴不相連續、或來或止也。叔和謂見

此兩脈、終不可治。

○十六難曰、脈有三部九候、有陰陽、有輕重、有六十首、

一脈變為四時、離聖久遠、各自是其法、何以別之。然、是

其病有內外證、其病為之奈何。【釋】夫声【別】必列反

三部九候、詳見十八難。陰陽、詳見四難。輕重、詳見五

難六十首詳見七難謂自冬至後甲子少陽至之類

六甲而終於一歲是也一脉變爲四時五邪十變也。

詳見十七難此五者各自是一法皆診脉之要今去上

古聖人久遠何以分別之當視其病各有内外證而

與脉之相應也證之與脉不可偏廢詳見下文本經

云然是其病是字當作視

然假令得肝脉其外證善潔面青善怒其内證臍左有

動氣按之牢若痛其病四肢滿閉淋溲便難轉筋有是

者肝也無是者非也 (令)平声下同 (便)平声 (轉)去声

善潔也肝與膽相爲表裏膽爲清淨之府故善潔淨

面青肝膽之色膽爲中正之官正直無私專主決斷

在
在志
弦又
喜

其志主怒已上肝之外證也其内證動氣即積氣也肝之積曰肥氣肝在左故在臍之左按之堅牢若痛脾主四肢今肝木病不能制脾土故四肢滿閉肝脉循陰器故癃洩小便淋澁也肝在下部今肝病則氣道不行於下故大便不通肝蔵血以養筋肝受病則血衰而筋轉也假令得肝脉有此證者肝病也無是證者非也

假令得心脉其外證面赤口乾喜笑其内證臍上有動氣按之牢若痛其病煩心心痛掌中熱而啘有是者心也無是者非也

心色赤生熱故面赤口乾燥心在聲爲笑故喜笑也

外證也其內證臍上有動氣心在上故心之積在臍上名曰伏梁心為五藏之君一身之主凡有病皆煩心心之常痛乃心包絡也正心不受病真心痛則旦發夕死夕發旦死也手少陰心脉入掌中心有熱所以掌中熱而噦噦乾嘔也假令得心脉有此證者心病也無是證者非也

假令得脾脉其外證面黃善噫善思善味其內證當臍有動氣按之牢若痛其病腹脹滿食不消体重節痛怠惰嗜卧四肢不收有是者脾也無是者非也噫烏介反

脾色黃脾胃不和中焦不能腐化水穀故善噫也脾在志為思其病善思脾受五穀之味有病則善味此

為外證其内證臍中之動氣脾居中故脾之積在臍中名曰痞氣脾惡濕濕氣乘之令人脹滿食不能消脾主四肢脾既病則体重節痛怠惰好臥四肢不能收拾也假令得脾脉有此證者脾病也無是證者非也

假令得肺脉其外證面白善嚔悲愁不樂欲哭其内證臍右有動氣按之牢若痛其病喘欬洒淅寒熱有是者肺也無是者非也（嚔）音帝（樂）音洛

白乃肺之色肺有病其色現於面鼻為肺之竅肺受風寒通於鼻故善嚔肺在志為悲在聲為哭脾主歌樂今子病母憂故悲愁不樂而欲哭此外證也其内證臍右有動氣肺居右故肺之積在臍右名曰息賁

肺主氣為諸藏華蓋最高清虛受風邪則氣道澁故喘急咳嗽肺主皮毛受風寒則洒洒惡寒淅淅發熱言在皮毛之表而不在裏也假令得肺脉有此證者肺之病也無此者非也

假令得腎脉其外證面黒善恐欠其內證臍下有動氣按之牢若痛其病逆氣小腹急痛泄如下重足脛寒而逆有是者腎也無是者非也

黒腎之色也腎在志為恐若有病則恐欠怖懼而不安此外證也其內證臍下有動氣腎居下部故腎之積在臍下名曰奔豚腎藏津液若病則津液不得流行故氣逆上而喘也足少陰腎之脉循少腹至足內

踝上動脉腎之病故少腹急痛而足脛寒逆或泄利裏急後重名曰大瘕泄是腎之泄也假令得腎脉者此證者腎之病也無此者非也

○十七難曰經言病或有死或有不治自愈或連年月不已其死生存亡可切脉而知之耶然可盡知也

然可盡知也謂切脉可以盡知矣下文止說死證而已其不治自愈連歲月不已兩證未見此下當有闕文

診病若閉目不欲見人者脉當得肝脉强急而長而反得肺脉浮短而濇者死也病若開目而渴心下牢者脉當得緊實而數而反得沉濡而微者死也病若吐血復

衄血者，脈當得沉細，而反浮大而牢者，死也。病若譫言妄語，身當有熱，脈當洪大，而反手足厥冷，脈沉細而微者，死也。病若大腹而洩者，脈當微細而濇，反緊大而滑者，死也。（彊）ハ去声（數）ハ入声（衄）ハ音求（衄）ハ女六ノ反（[illegible]）ハ[illegible]反（洩）ハ泄ト同

閉目，是肝家病，不見強急而長，肝病之脈，而反得浮短而濇之肺脈，是肺金剋肝木也。閉目而渇，心下堅者，是心家病，不見緊實而數，心病之脈，而反得沉濡而微，是腎脈，腎水剋心火，謂陽病見陰脈者死。衄衄，鼻出血也。吐血衄衄，此失血而虛，脈當沉細，而濇與病相應。今反得浮大而牢之實脈，是病與脈相違。譫言，呢喃也。妄語，狂言錯亂也。熱乘於心，主譫言妄語。

身當有熱脉當洪大方為相應今反手足逆冷脉沉細而微是病與脉相反也腹大而洩者濕氣乗於脾故脉當微細而濇是為相應反得緊大而滑者肝木尅脾土也凡此五者病不應脉脉不應病病脉相反皆死必也

新刊勿聽子俗解八十一難經卷之二終

新刊勿聽子俗解八十一難經卷之三

〇十八難曰脉有三部部有四經手有太陰陽明足有太陽少陰爲上下部何謂也

三部寸關尺也部有四經通兩手而言每部各有四經合爲十二經也肺最居上腎最在下肺爲手太陰大腸手陽明二者屬金相爲表裏金浮於上居於上部腎爲足少陰膀胱足太陽二者屬水相爲表裏水性下流居於下部此言何謂下文見之

然手太陰陽明金也足少陰太陽水也金生水水流下行而不能上故在下部也足厥陰少陽木也生手太陽少陰火火炎上行而不能下故爲上部手心主少陽火

生足太陰陽明土土主中宮故在中部也此皆五行子
母更相生養者也
手太陰肺手陽明大腸二經屬金足少陰腎足太陽
膀胱二經屬水金能生水金浮於上而不下故爲上
部水性下流而不能上故爲下部足厥陰肝足少陽
膽二經屬木手少陰心手太陽小腸二經屬火木能
生火火性炎上而不下故爲上部手少陽三焦手厥
陰心包絡二經亦屬火足太陰脾足陽明胃二經屬
土手心主相火與三焦之火共生土五行以土主中
宮故爲中部十二經之脉始於右寸金生左尺水水
生左關木木生左寸君火君火與右尺相火相應生

右關土土又生右寸金此是脉中之五行母子相生

相養之道

脉有三部九候各何所主之然三部者寸關尺也九候

者浮中沉也上部法天主胸已上至頭之有疾也中部

法人主膈下至臍之有疾也下部法地主臍已下至足

之有疾也審而刺之者也

三部寸關尺也人之一身可分作三停爲上中下三

部每部又分天地人三候而三候之中各有浮中沉

三診三三見九是爲九候浮爲陽沉爲陰中者浮沉

之中陰陽相半也當詳十五難胃氣以明之寸爲上

部法象乎天主胸已上至頭之有疾關爲中部以應

乎人主膈下至臍之有疾尺爲下部而應乎地主臍
下至足之有疾然診者須當詳審而刺中其證候也
此下節當是十六難答辭錯簡在此
人病有沉滯久積聚可切脉而知之耶然診病在右脇
有積氣得肺脉結脉結甚則積甚結微則氣微
肺之積氣曰息賁可切脉以知其病之甚微肺有積
其脉當得結脉來緩時一止復來曰結陰盛則結也
脉得結之甚則積亦甚脉得結之微則氣亦微也
診不得肺脉而右脇有積氣者何也然肺脉雖不見右
手脉當沉伏其外痼疾同法耶將異也然結者脉來去
時一止無常數名曰結也伏者脉行筋下也浮者脉在

肉上行也左右表裏法皆如此假令脉結伏者内無積
聚脉浮結者外無痼疾有積聚脉不結伏有痼疾脉不
浮結爲脉不應病病不應脉是爲死病也
此言右脇有肺之積雖然肺脉不見結亦當右手之
脉見沉伏也氣積於藏屬裏故脉當沉伏倘若外之
痼疾同此診法否是不同也結者脉來去時一止無
常数也伏者脉行筋下屬裏浮者脉行肉上屬表不
問積之在左在右脉之在表在裏凡診之法皆同如
此推之假令脉得結而伏屬裏而内無藏之積脉得
浮結屬表而外無痼疾或有積氣者脉不見結伏有
痼疾者脉不見浮結此四者是皆相反爲病與脉不

相應皆死病也右二節當是十七難連年不已答辭

○十九難曰脉有逆順男女有恒而反者何謂也然男子生於寅寅爲木陽也女子生於申申爲金陰也故男脉在關上女脉在關下是以男子尺脉恒弱女子尺脉恒盛是其常也反者男得女脉女得男脉也

恒常也脉有陰陽逆順之道男女各有常理今而反者如何且如歲時冬至後從子至巳爲陽夏至後從午至亥爲陰人之元氣皆始於子子者坎位天一生水萬物之所始也男子從子左行三十至巳陽也故三十而娶女子從子右行二十至巳陰也故二十而嫁巳者陰陽之分也從巳懷娠男娠自巳左旋十月

而生於寅子至寅三陽全也女娠自巳右旋十月而
生於申午至申三陰全也又曰寅為木木生火火生
在寅而性炎上故男脉在關上申為金金生水水生
於申而性流下故女脉在關下所以男脉在關上故
尺脉常弱女脉在關下故尺脉常盛反者是男子尺
脉盛而女子尺脉反弱也
其為病何如然男得女脉為不足病在内左得之病在
左右得之病在右隨脉言之也女得男脉為太過病在
四肢左得之病在左右得之病在右隨脉言之此之謂
也
男子以陽用事今陽脉不見於寸口而寸口反得女

子陰弱之脉是爲不及陰主内故病在内左手得之病在内之左右手得之病在内之右也女子以陰用事寸口脉常沉弱今反得男子陽盛之脉爲太過陽主外故病在四肢病得左右亦隨脉在左右手而言也

○二十難曰經言脉有伏匿伏匿於何藏而言伏匿耶然謂陰陽更相乗更相伏也脉居陰部而反陽脉見者爲陽乗陰也脉雖時沉濇而短此謂陽中伏陰也脉居陽部而反陰脉見者爲陰乗陽也脉雖時浮滑而長此謂陰中伏陽也 重去声

伏匿者陰陽偏勝更相乗更相伏也尺之陰部見浮

滑長大之脉為陽乘陰也陰虚不足故陽入乘之又於寸口陽脉之中有時或見沉濇短小之脉是陽中伏陰也若寸口陽部見沉濇微短之脉為陰乘陽也陽虚不足故陰往乘之又於尺部陰脉之中有時或見浮滑長大洪数之脉是陰中伏陽也

重陽者狂重陰者癲脱陽者見鬼脱陰者目盲（重）平声

重陽者謂陽部中更加洪大滑數浮長之脉故令人發狂弃衣登高也重陰者謂陰部中更加微濇沉短之甚故令人發癲僵仆於地閉目不惺良久復甦也脱陽者無陽氣也謂寸脉細微之甚則令人見幽陰之鬼脱陰者無精氣也謂尺脉微細之甚是陰氣已

胱五藏不能營於目故目盲無所視也此節當在五
十九難錯簡在此
○二十一難曰經言人形病脉不病曰生脉病形不病
曰死何謂也然人形病脉不病非有不病者也謂息數
不應脉數也此大法
脉病形不病名曰行屍謂人雖能行其氣已死矣人
形病脉不病者豈有不病者耶謂病形已具而脉反
得和緩而平是病形既羸瘦氣血不足呼吸遲緩則
脉之動息亦遲慢不能如平人一日一夜計一萬三
千五百息之數是爲息數不能與脉數相應也此難
荅文似當有闕誤

○二十二難曰經言脈有是動有所生病一脈輒變爲二病者何也然經言是動者氣也所生病者血也邪在氣氣爲是動邪在血血爲所生病

仲景言動脈是數脈見於關上上下無頭尾如豆大厥厥動搖者名曰動陰陽之氣相搏耳氣爲陽血爲陰二者相爲表裏而循經絡氣先中於邪則氣爲之是動氣既受邪必傳與血故血壅不行而病所由生

此所謂丁脈之動變爲氣血兩般之病也

氣主呴之血主濡之氣留而不行者爲氣先病也血滯而不濡者爲血後病也故先爲是動後所生也 呴香句反濡音儒

呴吹噓也。濡潤澤也。氣主呴噓往來而不息。血主潤澤經絡而不枯。氣爲風邪所搏則留止而不行。而爲之是動。此氣之先病而傳與血。血復受風邪。故壅滯而不濡。而血亦從而病焉。是知氣先病乃有是動。血後病之所由生也

○二十三難曰。手足三陰三陽。脉之度數可曉以不然。手三陽之脉從手至頭長五尺。五六合三丈。手三陰之脉。從手至胸中長三尺五寸。三六一丈八尺。五六三尺。合二丈一尺。足三陽之脉。從足至頭長八尺。六八四丈八尺也。足三陰之脉。從足至胸長六尺五寸。六六三丈六尺。五六三尺。合三丈九尺。人兩足蹻脉。從足至目長

七尺五寸二七一丈四尺二五一尺合一丈五尺督脉任脉各長四尺五寸二四八尺二五一尺合九尺凡脉長一十六丈二尺此所謂經脉長短之數也（不）否同（徧）音脚又去遣反（數）[illegible]字

手足各有三陰三陽為十二經紀氏曰十二經周行一身分流加派其尺寸之數然各有長短焉手之三陽從手走至頭手之三陰從腹走至手足之三陽從頭下走至足足之三陰從足上走入腹又兼督任陽蹻之脉其相通灌周遊於身然陽蹻與督任脉非十二經數乃奇經也奇經八脉獨此三經與十二經相灌餘經不得相通者謂陽維與陰維皆維絡於身帶

脉廻身一周衝脉起於氣衝並足陽明之經夾臍上行而散陰蹻起於跟中上行至咽喉交貫衝脉謂行經盡不能與十二經相継以此不得相通灌故此不旨長短之數今十二經與督任陽蹻之脉長短丈尺之數共合得一十六丈二尺

經脉十二絡脉十五何始何窮也然經脉者行血氣通陰陽以榮於身者也其始從中焦注手太陰陽明陽明注足陽明太陰太陰注手少陰大陽太陽注足太陽少陰少陰注手心主少陽少陽注足少陽厥陰厥陰復還注手太陰別絡十五皆因其原如環無端轉相灌溉朝於寸口人迎以處百病而決死生也別如字轉去声朝音潮處上声

經者徑也經脉流行血氣流通徑路往來以榮華一身者也絡者經之旁出者也絡之餘曰孫絡十二經即有十二絡餘三絡者陽蹻陰蹻之絡及脾之大絡也共成十五絡也每平旦血脉流通始從中焦而起先注肺與大腸大腸注胃與脾脾注心小腸小腸注膀胱與腎腎注心包絡三焦三焦注膽與肝血脉至肝而藏明日平旦從中焦復還注肺餘十五絡因隨經之本原以相流通血脉循環終而復始灌溉經絡之中每平旦則諸脉皆朝於右手寸口寸口即氣口也本經言人迎蓋傳寫之誤也寸口乃脉之大會故能知五藏六府之病以決其吉凶也

經云明知終始陰陽定矣何謂也然終始者脉之紀也寸口人迎陰陽之氣通於朝使如環無端故曰始也終者三陰三陽之脉絶絶則死死各有形故曰終也嗣真 謝使 去声

萬物皆有陰陽故終始在陰陽之所定乃脉道之紀綱也本經人迎亦當作氣口言三陰三陽之經脉自平旦朝會於右寸氣口而始循環者始也陽也終至三陰三陽之脉絶而死者終也陰也死各有形者謂足少陰氣絶之形在齒長而枯肉濡足太陰氣絶之形在肉滿唇反足厥陰氣絶之形在舌卷卵縮手太陰氣絶之形在皮枯毛折手少陰氣絶之形在面黑

如黧三陰氣絶之形在目眩目瞑六陽氣俱絶在汗
出如珠氣之將絶而死則各見其形以示終也
○二十四難曰手足三陰三陽氣已絶何以爲候可知
其吉凶不然足少陰氣絶即骨枯少陰者冬脉也伏行
而温於骨髓故骨髓不温即肉不著骨骨肉不相親即
肉濡而却肉濡而却故齒長而枯髪無潤澤無潤澤者
骨先死戊日篤己日死（濡）音輭（耎）上声（先）去声下同
却縮也吉凶生死之兆可候其證而知之此言足少
陰腎之經内主骨外榮髪今腎之絶則骨枯髪焦先
示死之兆腎属水故死於戊己土日土尅水也
足太陰氣絶則脉不營其口唇口唇者肌肉之本也脉

不營則肌肉不滑澤肌肉不滑澤則肉滿肉滿則唇反
唇反則肉先死甲日篤乙日死（反平声）
足太陰脾之經主肌肉其華在唇其竅在口脾之絶
則肉滿唇反先示死之兆脾爲土故死於甲乙木日
木尅土也
足厥陰氣絶即筋縮引卵與舌卷厥陰者肝脉也肝者
筋之合也筋者聚於陰器而絡於舌本故脉不營即筋
縮急筋縮急即引卵與舌故舌卷卵縮此筋先死庚日
篤辛日死（卷上声）
足厥陰肝之經内主筋外榮爪肝之絶則筋縮爪枯
先示死之兆肝屬木故死於庚辛金日金尅木也

手太陰氣絶即皮毛焦太陰者肺也行氣溫於皮毛者
也氣弗營則皮毛焦皮毛焦則津液去津液去則皮節
傷皮節傷則皮枯毛折毛折者則毛先死丙日篤丁日
死【集注】音精 水

手太陰肺之經主皮毛肺之絶則皮枯毛折先不死
之兆肺屬金故死於丙丁火日火尅金也

手少陰氣絶則脉不通脉不通則血不流血不流則色
澤去故面色黑如黧此血先死壬日篤癸日死【集注】黧力支反色黑
而黄
也

手少陰心之經主血脉心之絶則血脉不營故面色
如黧是血脉先不死之兆心屬火故死於壬癸水日

水尅火也

三陰氣俱絕則目眩轉目瞑目瞑者爲失志失志者則志先死死即目瞑也眩音縣瞑音冥

眩轉目反也瞑目閉也志者五志也肝志怒心志喜脾志思肺志憂腎志恐五藏之脈皆屬於三陰其應會於目三陰之氣絕五藏之脈絕矣五藏之脈既絕不能營於目故目或反或閉而不識人安能志乎喜怒思憂恐也哉欲知五藏之絕先察其志欲知其志先觀其目之眩瞑也是志先死矣

六陽氣俱絕則陰與陽相離陰陽相離即腠理泄絕汗乃出大如貫珠轉出不流即氣先死旦占夕死夕占旦

死。〔痿〕音委、近平声

六陽者手足三陽府也手三陽通天氣足三陽
通地氣曰陰天地否隔陰陽相離則腠理開泄故汗
出不流此氣之先死也占者知不滿一日而死

○二十五難曰有十二經五藏六府十一耳其一經者
何等經也然一經者手少陰與心主別脉也心主與三
焦為表裏俱有名而無形故言經有十二也別彼列反

手少陰是真心脉為君火手心主是心包絡脉為相
火相火與三焦合為表裏二者俱有其名而無其形
心包絡乃漫脂之外有細筋膜如絲與心肺相連者
手厥陰經以叅五藏六府為十二經也三焦詳見三

十一難

○二十六難曰經有十二絡有十五餘三絡者是何等絡也然有陽絡有陰絡有脾之大絡陽絡者陽蹻之絡陰絡者陰蹻之絡故絡有十五焉 蹻音脚又去遥反

經之支派而旁出者為絡按十二經有十二絡餘三絡者陽絡陰絡陽蹻陰蹻之絡也除小絡之外有二太絡是脾之絡是故共有十五絡也蹻說見下難

○二十七難曰脈有奇經八脈者不拘於十二經何謂也然有陽維有陰維有陽蹻有陰蹻有衝有督有任有帶之脈凡此八脈者皆不拘於經故曰奇經八脈也

經者常經而不變也奇經者奇異各別於正經不在

十二經之拘制也
經有十二絡有十五凡二十七氣相隨上下何獨不拘
於經也然聖人圖設溝渠通利水道以備不然天雨降
下溝渠溢滿當此之時霶霈妄行聖人不能復圖也此
絡脈滿溢諸經不能復拘也（霶霈音滂沛 復扶又反）
十二經十五絡二十七氣相隨上下此奇經八脈
何故不拘於經聖人計設溝渠通利水道以防不測
忽然天降猛雨溝渠滿溢聖人不能復設計從仍霶
霈泛濫橫流難甚若經脈隆甚滿溢泛流於奇經八脈
別道而行是則諸經聽從妄行別道不能拘束之也
○二十八難曰其奇經八脈者既不拘於十二經皆何

銅人明堂周云風府髮上一寸

起何繼也

八脉既不伏十二經之拘束然始從何起終何所繼

斷處也

然督脉者起於下極之俞並於脊裏上至風府入屬於

腦

下極長強穴也在脊骶風府穴在腦後髮上三寸督

都也人背為陽故督脉能督責行諸脉復能收拾諸脉

而為陽脉之都綱

任脉者起於中極之下以上至毛際循腹裏上關元至

喉咽

臍下三寸曰關元四寸曰中極毛際陰毛之際也任

者始也猶人生養之元氣

衝脈者起於氣衝併足陽明之經夾臍上行至胸中而散也

氣衝穴在少腹毛中兩旁各二寸足陽明脈之所發處已上三者之脈皆始於氣衝一原而分三歧督脈行背而應乎陽任脈行腹而應乎陰衝脈若街之衝而直行於上為十二經脈之海揔領諸經者也

帶脈者起於季脇廻身一周

季脇在肋下接腰骨之間即章門穴也廻繞也繞身一周如束帶故名帶也

陽蹻脈者起於跟中循外踝上行入風池陰蹻脈者亦

起於跟中循內踝上行至咽喉交貫衝脉
循外踝申脉穴也風池穴在項後髮際陷中循內踝
照海穴也外踝至風池脉行於背應乎陽為陽蹻內
踝至咽喉脉行於腹應乎陰為陰蹻蹻者捷疾也言
此脉之行如動足之行步而捷疾也
陽維陰維者維絡於身溢畜不能環流溉灌諸經者也
故陽維起於諸陽會也陰維起於諸陰交也
維持也陽維持諸陽陰維持諸陰包絡諸經維持一
身謂諸陽之會如府會太倉之類是也諸陰交者如
足太陰之循胻骨交出厥陰之前足厥陰之脉交出
太陰之後此類是也溢畜不能環流溉灌諸經者也

此十二字或云衍文或云當在下文亦不能拘之之下

比于聖人圖設溝渠溝渠滿溢流於深湖故聖人不能拘通也而人脉隆甚入於八脉而不環周故十二經亦不能拘之其受邪氣畜則腫熱砭射之也〇畜非入声〇砭非廉反〇射音石

此之八脉比如聖人設溝渠水滿流于湖聖人復不能拘通人脉隆甚泛溢橫流於八脉別道而行却不環流於諸經故十二經亦不能拘制故八脉因此受其邪畜熱在內則爲癰瘍熱腫當以砭石而射之射猶刺也

○二十九難曰奇經之爲病何如然陽維維於陽陰維維於陰陰陽不能自相維則悵然失志溶溶不能自收持陽維爲病苦寒熱陰維爲病苦心痛陰蹻爲病陽緩而陰急陽蹻爲病陰緩而陽急衝之爲病逆氣而裏急督之爲病脊強而厥任之爲病其内苦結男子爲七疝女子爲瘕聚帶之爲病腹滿腰溶溶若坐水中此奇經八脈之爲病也（蹻）去声（疝）所姦反（瘕）音加

陽維維持諸陽之脈陰維維持諸陰之脈二脈既受邪陰陽不能相維持則悵然驚恐而失志溶溶然如恍惚不能自收拾主持其身故陽維病在外屬表故外有寒熱陰維病在内屬裏陰爲血血心之所主故

内心痛○陰蹻為病邪在陰經故陰脈緊急陽不受邪其脈自若緩陽蹻為病邪在陽經故陽脈緊急陰不受邪其脈自若緩也○衝脈有邪其氣逆而上是不能衝於胷中而散乃結聚於腹中而急痛也○督之病督脈在脊督為陽陽受邪陰陽不能相順接故脊強而手足厥冷也○任之病主腹内結積而不散男子因氣之結積為七疝之疾女子因血之停聚為八瘕之疾○帶之病主腹脹滿緩帶脈繞身一周故其腰不知所之溶溶然如坐水中也

新刊勿聽子俗解八十一難經卷之三終

新刊勿聽子俗解八十一難經卷之四

鼇峯勿聽子熊　宗立　俗解

○三十難曰。榮氣之行。常與衛氣相隨不。然。經言。人受氣於穀。穀入於胃。乃傳與五藏六府。五藏六府。皆受於氣。其清者為榮。濁者為衛。榮行脉中。衛行脉外。榮周不息。五十而復大會。陰陽相貫。如環無端。故知榮衛相隨也（不上音否下如字）

榮華也。衛護也。人之一身。必資血氣以榮華護衛。故曰。血為榮。氣為衛也。人之血氣。必須飲食之所養。故受氣於穀。穀入於胃。乃輸精於脾。脾乃散之於五藏六府。是皆受氣於胃者也。五藏六府各得胃之氣。復以清濁而分之清者屬陰為血為榮行於脉內濁者屬陽為氣為衛行於脉外二者相為表裏內外相合隨脉往來營運不息晝行二十五度夜行二十五度至平旦時諸脉大會於寸口手太陰陰陽相合貫串流通始環無端故知榮衛之相從隨也五十度數詳見第一難

○三十一難曰三焦者何禀何生何始何終其治常在何許可曉以不然三焦者水穀之道路氣之所終始也

不 音否

紀氏曰三焦者禀原氣以資始合胃氣以資生上達胷中而為用往來通貫宣布無窮造化出內作水穀

之道路。為氣之所終始也
上焦者在心下下鬲在胃上口。主內而不出其治在膻中玉堂下一寸六分直兩乳間陷者是中焦者在胃中脘不上不下主腐熟水穀其治在臍旁下焦者在臍下當膀胱上口。主分別清濁主出而不內以傳道也其治在臍下一寸故名曰三焦其府在氣街一本云衝
內音納　膻徒亶反　脘古玩反　別必列反
上焦之治在膻中本經說之明耳中焦之治在臍旁臍之兩旁各一寸天樞穴也下焦之治在臍下一寸陰交穴也氣街者陰陽之道路原氣之所藏在少腹毛中各二寸是也乃陽明脉之所發處足陽明胃化

穀之氣夫三焦發用貫通十二經絡往來上下腐熟水穀營運氣血皆三焦所主雖假原氣而爲用必資胃氣以爲本是知氣街爲三焦之府一作氣衝氣衝者十二經之根本諸經行氣之府其義亦通

○三十二難曰五藏俱等而心肺獨在膈上者何也然心者血肺者氣血爲榮氣爲衛相隨上下謂之榮衛通行經絡營周於外故令心肺在膈上也

心主血肺主氣血爲榮氣爲衛榮行脉中衛行脉外循游經絡營周於外通天之氣應陽之象而主乎動而浮於上故得居於膈上又心爲君主肺爲華蓋是位尊乎上也

○三十三難曰肝青象木肺白象金肝得水而沉木得水而浮肺得水而浮金得水而沉其意何也然肝者非為純木也乙角也庚之柔大言陰與陽小言夫與婦釋其微陽而吸其微陰之氣其意樂金又行陰道多故令肝得水而沉也肺者非為純金也辛商也丙之柔大言陰與陽小言夫與婦釋其微陰婚而就火其意樂火又行陽道多故令肺得水而浮也肺熟而復沉肝熟而復浮者何也故知辛當歸庚乙當歸甲也 樂音洛令平声

陰乃沉陽乃浮自然之理也言猶論也夫婦亦陰陽之道若論肝當隨木而浮今反得水而沉者肝屬木陽也然非純木亦非純陽甲屬陽乙屬陰乙帶金之

氣是金之變運。木雖屬陽金乃屬陰。此從大論法陰
陽也。又從小可論夫婦之道也。肝屬東方甲乙木。是
角音良西方庚辛金甲兄釋其乙妹。嫁與庚為婦。是
庚之柔也。遂釋去隨甲兄微陽之性而吸受乙陰之
氣。以懷金之性以變金之意。又況木受胞胎之氣在
七月。長生在十月。自七月至十二月皆陰道。故木行
陰道多。此肝所以得水而沈也。肝既熟而復浮。是死
則復歸於甲。而還木之元性也。肺當隨金而沈。今反
得水而浮者。肺屬金陰也。然非純金亦非純陰。庚屬
陽辛屬陰。金用火方成器。是帶火之性。金屬陰火屬
陽。此是大論法陰陽也。又從小可論夫婦之隨。肺屬

西方庚辛金是商音其南方丙丁火辛妹釋夫隨庚乃微陰之性嫁與丙爲婦歸就於火以從火之性以樂火之意。又況金受胎之氣在於寅長生於巳。自寅至未皆陽道故金行陽道多。此肺所以得水而浮也。肺既熟而後沉。是死則復歸於庚而還金之元性也

○三十四難曰五藏各有聲色臭味。皆可曉知以不。然。十變言肝色青其臭臊其味酸其聲呼其液泣心色赤。其臭焦其味苦其聲言其液汗脾色黃其臭香其味甘。其聲歌其液涎肺色白其臭腥其味辛其聲哭其液涕。腎色黑其臭腐其味鹹其聲呻。其液唾。是五藏聲色臭

味也（不）皆香（臊）蘇曹反鹹音咸（呻）音申

五藏各有所主。肝主色應甲乙木。心主臭應丙丁火。脾主味應戊己土。肺主聲應庚辛金。腎主液應壬癸水。五藏各有聲色臭味液。五者之變。合五府則爲十變也○肝主五色之變。五藏之色。由肝木之氣更相灌布。各從其類。肝旣屬東方木。木之發其色青。得火之變其臭臊。木曲直作酸。其味酸。取其收斂也。木受金之變發聲爲呼。目爲肝之竅。水行液於肝。主泣在目也○心位南方火。木之布色在火則赤。五臭之變在乎火。五藏五臭火盛則焦苦。其臭焦。其味苦。取其燥洩也。金變入火成夫婦之道。相見必發聲爲言。水行

液于火。水火交泰蒸而成汗也○脾屬中央土，木之
布色在土，乃黄，火之化土，其臭香，脾土緩，甘味亦緩，
故行五味，以養五藏，其味在本藏，則甘，故從本類。金
變其聲歌，金土相生，母子相見，發聲歌樂。水行液于
脾為涎，口乃脾之竅，故涎從口出也○肺屬西方金，
木之布色至肺，乃白，火之變在金，則腥，土之授味于
肺為辛，取其散潤也。五音之發在乎金，金主肅殺凄
愴悲愁，其聲主悲，鼻乃肺之竅，水行液在肺為涕，故
從鼻中出也○腎屬北方水，木之布色在腎，乃黒，火
主臭在水，其臭腐，土之授味在水，則潤下作鹹，取其
柔輭也。金變其聲呻，子之見母，乃發嬌呻之聲，五液

137

甘出於水。水行五液分灌五藏。諸藏各有液。腎主骨則腎之液從齒中而生為唾也

五藏有七神。各何所藏耶。然藏者人之神氣所舍藏也。故肝藏魂。肺藏魄。心藏神。脾藏意與智。腎藏精與志也

㊄藏之藏去声。餘(藏)字並平声

神者靈也。七神者魂魄神精志意智也。隨神往來者謂之魂。並精出入者謂之魄。兩精相薄謂之神。兩神相薄謂之精。神者精氣之化也。精者神氣之本也。在心為志。心有所發謂之意。辨別是非謂之智。此七者之神。分於五藏以舍藏之。故肝藏魂。肺藏魄。心藏神脾藏意與智。腎藏精與志也。若其藏一虧則神無所

守正邪相併各逐其藏而變現焉

○三十五難曰五藏各有所府皆相近而心肺獨去大腸小腸遠者何謂也經言心榮肺衛通行陽氣故居在上大腸小腸傳陰氣而下故居在下所以相去而遠也

五藏之府胃近脾膽近肝膀胱近腎而心肺在鬲上大腸小腸在鬲下何故不相近心主血爲榮肺主氣爲衛血與氣皆輕清陽動之物心肺通行陽浮於上故在上部大腸小腸傳導迎送重濁穢汚陰靜之物陰沉於下故在下部

又諸府者皆陽也清淨之處今大腸小腸胃與膀胱皆受不淨其意何也然諸府者謂是非也經言小腸者受

盛之府也。大腸者傳寫行道之府也。膽者清淨之府也。胃者水穀之府也。膀胱者津液之府也。一府猶無兩名。故知非也。小腸者心之府。大腸者肺之府。胃者脾之府。膽者肝之府。膀胱者腎之府。小腸謂赤腸。大腸謂白腸。膽者謂青腸。胃者謂黃腸。膀胱者謂黑腸。下焦所治也。

〔盛〕平声〔寫〕去声

諸府皆陽經。最爲清淨之處。今諸府皆受不淨之物。何哉。謂諸府各有名。如小腸名受盛之府。大腸名傳道之府。胃名水穀之府。膀胱名津液之府。故各有其名。皆非名清淨。惟膽名清淨之府也。是膽之一府更無別名。故知諸府非皆是清淨也。府之腸色各隨其

藏之色而言通爲下焦之所主治也

○三十六難曰藏各有一耳腎獨有兩者何也然腎兩者非皆腎也其左者爲腎右者爲命門命門者諸神精之所舍原氣之所繫也故男子以藏精女子以繫胞故知腎有一也[illegible]音討藏精之[illegible]平声

命門爲火腎爲水雖名位不同所爲亦異然其氣則相通矣故命門取論與腎同腎居坎位坎卦三初六六三是坤象九二是乾象乾坤之交而成坎乾爲父坤爲母夫人之原氣感父母之交所生坎爲水司子位天一生水地六成之所以原氣始於子故人之所生先生命門命門與腎通故云原氣之所繫也原氣

者生氣之元為十二經之根本呼吸之門三焦之原

諸神精所聚之處是知男子以藏精女子以繫胞胎

○三十七難曰五藏之氣於何發起通於何許可曉以不然五藏者當上關於九竅也故肺氣通於鼻鼻和則知香臭矣肝氣通於目目和則知白黑矣脾氣通於口口和則知穀味矣心氣通於舌舌和則知五味矣腎氣通於耳耳和則知五音矣五藏不和則九竅不通六府不和則留結為癰 音雍

九竅耳目口鼻為陽七竅大小便為陰二竅鼻為肺之竅以司聞目為肝之竅以司視口為脾之竅以司食舌為心之竅以司味耳為腎之一竅以司聽五藏之

氣和則其竅開而辨視而明聽而聰食而知其味五藏不和則榮衛不通邪氣不得外泄故九竅壅滯則鼻不聞香臭目不見青白耳不聽五音口不思穀氣食不知五味矣九竅既壅滯致六府陽氣亦不得通和於内内外不通故留結爲癰疽

邪在六府則陽脉不和陽脉不和則氣留之氣留之則陽脉盛矣邪在五藏則陰脉不和陰脉不和則血留之血留之則陰脉盛矣陰氣太盛則陽氣不得相營也故曰格陽氣太盛則陰氣不得相營也故曰關陰陽俱盛不得相營也故曰關格關格者不得盡其命而死矣

(大)音太 (格)与隔同

血為榮是陰氣為衛是陽陰陽交泰榮衛調和血氣自然相營運是謂曰和邪在六府為陽邪是氣留在外則陽氣不和故陽脉甚矣邪在五藏為陰邪是血留在內則陰氣不和故陰脉甚矣陰陽不可偏勝陰甚則拒於陽使氣不相通也故曰隔陽甚則閉於陰使血不能行也故曰閉陰陽俱甚則陰中無陽陽中無陰陰陽相離使榮衛否塞氣血不相營運此則五藏六府皆受邪也故曰関隔関隔者是不得盡其命而死矣

經言氣獨行於五藏不營於六府者何也然夫氣之行如水之流不得息也故陰脉營於五藏陽脉營於六府

如環無端莫知其紀終而復始而不覆溢人氣內温於藏府外濡於腠理 濡音儒

三陰之脉屬乎藏三陽之脉屬乎府藏府之脉俱營則陰陽不偏使血氣營運往來無滯出入藏府周流一身日夜循行如環無端終而復始無有盡紀此氣血均平則脉無覆溢之患故人之氣血在內則温養藏府在外則濡潤腠理皮膚也覆溢解見第三難

○三十八難曰藏唯有五府獨有六者何也然所以府有六者謂三焦也有原氣之別焉主持諸氣有名而無形其經屬手少陽此外府也故言府有六焉 別此列反

五藏心肝脾肺腎也每一藏有一府小腸大腸膽胃

膀胱也今府有六是一府三焦也三焦詳見三十難原氣者命門也見三十六難三焦專主持諸氣有名無形是為外府故有六府也

○三十九難曰經言府有五藏有六者何也然六府者正有五府也然五藏亦有六藏者謂腎有兩藏也其左為腎右為命門命門者謂精神之所舍也男子以藏精女子以繫胞其氣與腎通故言藏有六也府有五者何也然五藏各一府三焦亦是一府然不屬於五藏故言府有五焉 藏精之藏平声 繫音計

府實只有五今有六者一府是三焦有名無形者也

藏本五藏此言六者是腎分為兩藏左為腎右為命

門。命門之脈。取論與腎脈相同。故實只有五藏也

○四十難曰。經言肝主色。心主臭。脾主味。肺主聲。腎主液。鼻者肺之候。而反知香臭。耳者腎之候。而反聞聲。其意何也。然。肺者西方金也。金生於巳。巳者南方火。火者心。心主臭。故令鼻知香臭。腎者北方水也。水生於申。申者西方金。金者肺。肺主聲。故令耳聞聲

紀氏曰。肝主色者。謂肝屬木。而應春。當春物皆有色故肝主色。心主火。而應夏。火主焦物。故心主臭。脾主土。而應季夏。味自土生。故脾主味。肺屬金。而應秋。金之有聲。故肺主聲。腎主水。而應冬。水性濡潤。故腎主液。鼻為肺之候。肺主聲。而反知香臭。耳為腎之候。腎

主液而反聞聲其意何如然肺者西方金也金受氣
於寅長生於巳巳為火火者心心主臭金長生在於
心之位乃得心之氣故鼻聞其香臭矣腎者北方水
也水受氣於巳長生於申申為金金者肺也肺主聲
水長生於申金之位乃得金之氣故令耳聞其聲矣
○四十一難曰肝獨有兩葉以何應也然肝者東方木
也木者春也萬物之始生其尚幼小意無所親去太陰
尚近離太陽不遠猶有兩心故令有兩葉亦應木葉也
(遠)上平声下 去声(間)去声
肝屬東方木應於春萬物始生尚幼小離父母之懷
抱尚近而不遠離戀之間猶有兩心故肝有兩葉亦

應木之有葉也太陽膀胱水旺在冬水能生木爲父之道太陰脾土旺四季在三月土能滋養萬物爲母之道故云去太陰尚近離太陽不遠也

○四十二難曰人腸胃長短受水穀多少各幾何然胃大一尺五寸徑五寸長二尺六寸横屈受水穀三斗五升其中常留穀二斗水一斗五升小腸大二寸半徑八分分之少半長三丈二尺受穀二斗四升水六升三合合之大半迴腸大四寸徑一寸半長二丈一尺受穀一斗水七升半廣腸大八分經二寸半長二尺八寸受穀九升三合八分合之一故腸胃凡長五丈八尺四寸合受水穀八斗七升六合八分合之一此腸胃長短受水

穀之數也（合）皆名下同合受之合如字

胃俗名肚也太圓也徑直也廻腸即大腸也當臍右廻疊積十六曲故名廻腸廣腸即肛門也

肝重四斤四兩左三葉右四葉凡七葉主藏魂（藏）平声下同

肝有七葉應春木之有葉也隨神往來謂之魂魂者神明之輔弼也肝藏魂

心重十二兩中有七孔三毛盛精汁三合主藏神（盛藏）並平声下同

心有七孔三毛是上智之人也五竅二毛中智人也三竅一毛下智人也常人心有二竅無毛愚人心有一竅下愚之人心有一竅甚小心藏神心無竅則神

出入無門故無色界兩精相搏謂之神神者精氣所
化也
脾重二斤三兩扁廣三寸長五寸有散膏半斤主裹血
溫五藏主藏榮（散）上声（藏）上去声下平声
散膏主裹血脾受胃水穀之氣分散五藏是溫五藏
各藏受其氣化而爲血脉血爲榮故脾藏榮一本作
藏意
肺重三斤三兩六葉兩耳凡八葉主藏魄
並精出入謂之魄魄者精氣之匡佐也肺藏魄
腎有兩枚重一斤二兩主藏志
腎兩枚左者腎右者命門意之所存者謂之志腎藏

志

膽在肝之短葉間重三兩三銖盛精汁三合（銖音殊）

膽是肝之府故在肝之短葉間三銖秤是今之一錢二分半膽爲清淨之府不受穢汚私曲主果毅決斷

胃重二斤十四兩紆曲屈伸長二尺六寸大一尺五寸徑五寸容穀二斗水一斗五升小腸重二斤十四兩長三丈二尺廣二寸半徑八分分之少半左迴疊積十六曲容穀二斗四升水六升三合合之大半大腸重二斤十二兩長二丈一尺廣四寸徑一寸當臍右迴疊積十六曲盛穀一斗水七升半膀胱重九兩二銖縱廣九寸盛溺九升九合口廣二寸半脣至齒長九分齒已後至

會厭深三寸半大容五合舌重十兩長七寸廣二寸半咽門重十兩廣二寸半至胃長一尺六寸喉嚨重十二兩廣二寸長一尺二寸九節肛門重十二兩大八寸徑二寸太半長二尺八寸受穀九升三合八分合之一

廣大圍也二銖即今之八分六銖即二錢半也縱直也會厭咽喉也咽燕也咽門透胃可燕物而至于胃也喉嚨通氣往來者也咽喉二者雖並行其實各異

肛門又名廣腸

○四十三難曰人不食飲七日而死者何然人胃中常有留穀二斗水一斗五升故平人日再至圊一行二升半日中五升七日五七三斗五升而水穀盡矣故平人

不食飲七日而死者水穀津液俱盡即死矣（湊）七走反

人爲萬物之靈心資飲食以爲養苟不食飲則津液耗絶榮衛不行筋脉失養至七日胃中水穀之氣夫盡則死矣此指平人而論也

○四十四難曰七衝門何在然脣爲飛門齒爲戶門會厭爲吸門胃爲賁門太倉下口爲幽門大腸小腸會爲闌門下極爲魄門故曰七衝門也（厭）於盐反

衝者衝要往來者也脣爲飛門動運開張如物之飛來也齒爲戶門飲食由此得入如家室之門戶也會厭咽門也吸入也會厭爲吸門嚥物吸入而不得復出也胃爲賁門食飲下咽貴向聚於胃也太倉亦胃

也。太倉下口為幽門在臍下三寸謂居於幽暗之處
也。大腸小腸會為闌門者是大腸小腸各受物傳化
而相會於此分別清濁查滓穢濁入廣腸水液滲泄
入膀胱闌閉分隔也下極肛門也下極為魄門主出
不主內上通於肺肺藏魄故曰魄門此七門者音水
穀變化相衝出入之門路也

○四十五難曰經言八會者何也然府會太倉藏會季
脇筋會陽陵泉髓會絕骨血會鬲俞骨會大杼脈會太
淵氣會三焦外一筋直兩乳内也熱病在内者取其會
之氣穴也（釋）直郎反
府會太倉中脘穴也在臍上四寸藏會季脇章門穴

也。在臍上二寸兩傍各九寸是也。筋會陽陵泉穴在膝下一寸外廉是也。髓會絕骨。絕骨是骨名。穴在外踝上四寸陽輔穴是也。血會鬲俞穴。在背第七椎下兩傍相去各一寸五分是也。骨會大杼。在背第一椎兩傍相去各一寸五分。脈會太淵穴。在右手寸口。氣會三焦穴膻中是也。在玉堂下一寸六分。直兩乳間陷者是也。如熱病在內。當其熱之所在。取其會之氣容以治之

新刊勿聽子俗解八十一難經卷之四終

新刊勿聽子俗解八十一難經卷之五

○四十六難曰老人臥而不寐少壯寐而不寤者何也

然經言少壯者血氣盛肌肉滑氣道通榮衛之行不失於常故晝日精夜不寤也老人血氣衰肌肉不滑榮衛之道澁故晝日不能精夜不得寐也故知老人不得寐也 寐弥土反 寤音悟

寐睡去也寤睡來也精清爽也

○四十七難曰人面獨能耐寒者何也然人頭者諸陽之會也諸陰脉皆至頸胸中而還獨諸陽脉皆上至頭耳故令面耐寒也 令平声

諸陽者謂手三陽從手走至頭足三陽從頭下走至

足手三陰從腹走至手。足三陰從足上走入腹。是以三陰之脉。皆至頸而還。惟諸陽脉皆上至頭。又風熱在上。寒濕在下。頭面諸陽之會。故耐寒也

○四十八難曰。人有三虛三實。何謂也。然。有脉之虛實。有病之虛實。有診之虛實也

虛者五藏自虛真氣內奪于外也。實者內之本實而外之邪氣而中傷人也。脉之虛實。脉之而可得病之虛實。察其證可見。診之虛實。按之而可知也

脉之虛實者。濡者為虛。緊牢者為實（濡）音軟下同

濡軟同。指下尋之似有存存。還來依前却去。病主少氣力。五心煩熱。腦轉耳鳴。下元冷極。豈不為虛也。乃

藏真氣自奪病自內出矣脈堅牢也三關通度按之有餘擧指甚數狀若洪弦主風寒伏陽上衝自胸頭痛此外感邪氣自外入而甚實也

病之虛實者出者爲虛入者爲實言者爲虛不言者爲實緩者爲虛急者爲實

出者爲虛藏真自病自內而出於外也入者爲實風寒暑濕自外而入傷也言者爲虛五內自病惺靜而言不言爲實外感邪氣鬱冒昏蒸故而不言緩者爲虛病自內出循延遲慢急者爲實外邪所中風寒濕熱則死生期日之速矣

診之虛實者濡者爲虛牢者爲實痒者爲虛痛者爲實

外痛內快。爲外實內虛。內痛外快。爲內實外虛。故曰虛實也。牢音義

濡虛牢實。說見前。脉爲虛。謂氣血耗虛。不能充其形體。故皮膚脉也。痛者實。氣血壅熱滯塞不通而爲痛也。輕按之則痛。病在外而淺。邪氣在外而不在內。故外痛而內快。此外實內虛也。重按之乃痛。病在內而深。是邪氣塞於內。而不在外。故內痛而外快。此內實而外虛也

○四十九難曰。有正經自病。有五邪所傷。何以別之。然。經言憂愁思慮則傷心。形寒飲冷則傷肺。恚怒氣逆上而不下則傷肝。飲食勞倦則傷脾。久坐濕地。強力入水。

則傷腎是正經自病也〔別〕彼列反〔強〕上声

心宜靜以養之憂愁思慮太多則勞其神神勞則瘵

是傷於心也肺宜溫主皮毛飲冷而冒寒者故傷肺

肝主怒恚怒則氣逆而上則血滯不行壅積於心胃

而不歸養肝是肝之有傷也飲食有節起居有常是

養生之道也素問云飲食自倍腸胃乃傷若飲食不

節勞役過度是致脾有傷也久坐濕地腎氣不能宣

行或強力房事腎本屬水或入水濕則邪之勝真是

傷於腎此五者正經自生病也

何謂五邪然有中風有傷暑有飲食勞倦有傷寒有中

濕此之謂五邪〔中〕去声下同

中風者人之躰虚故風得以中之是肝所主也夏之熱甚曰暑暑月於熱甚謂之傷暑屬於火心所主也飲食不節勞役過度而怠倦以致胃腸脹是脾所主也冬月辛苦之人感冒寒邪始自皮膚而得之肺主皮毛故傷寒肺所主也中濕者風雨山澤蒸氣之襲人多中之謂腎屬水外受水濕邪氣而蒸醞成之是腎所主也此謂之五邪

假令心病何以知中風得之然其色當赤何以言之肝主色自入爲青入心爲赤入脾爲黄入肺爲白入腎爲黒肝爲心邪故知當赤色也其病身熱脇下滿痛其脉浮大而弦

五藏有五色本經言之詳矣假如心病何以知中風而得之是見其面色之赤而脉帶弦也肝主五色今乃肝爲心之邪故色見於面其病身熱本心火之平病脇下痛者肝風之證也浮大是心脉弦者肝脉也是知肝之風病干於心也

何以知傷暑得之然當惡臭何以言之心主臭自入爲焦臭入脾爲香臭入肝爲臊臭入腎爲腐臭入肺爲腥臭故知心病傷暑得之當惡臭其病身熱而煩心痛其脉浮大而散 ○惡 去声 ○臊 蘇曹反

五藏有五臭本經言之詳矣是心主之今知傷暑因心而得是觀其證當惡五臭身熱煩而心痛皆心之

證浮太而散心之脉也是知夏之傷暑心邪自干心
也
何以知飲食勞倦得之然當喜苦味也虚爲不欲食實
爲欲食何以言之脾主味入肝爲酸入心爲苦入肺爲
辛入腎爲鹹自入爲甘故知脾邪入心爲喜苦味也其
病身熱而體重嗜卧四肢不収其脉浮大而緩
五藏五味本于經言之詳矣假如心病何以知飲食勞
倦而得脾主五味見其喜苦味也脾虚不能消穀故
不欲食脾實消穀善飢故欲食其病身熱本心火妨
主体重嗜卧四肢不収者脾之證也浮大心脉緩脾
脉也因知脾邪干於心也

何以知傷寒得之然當譫言妄語何以言之肺主聲入肝為呼入心為言入脾為歌入腎為呻自入為哭故知肺邪入心為譫言妄語也其病身熱洒洒惡寒甚則喘欬其脈浮大而濇歟去声

五藏五聲本經言之詳矣假如心病何以知因傷寒得之肺主五聲心發聲為言心受肺邪故譫言妄語而無汗也其病身熱本心火所主洒洒惡寒是肺主皮毛其邪在皮膚也甚則喘欬者肺主氣其性剛勁邪擊其肺故聲聲於外欬而喘浮大心脈浮大而濇者肺脈也因知肺邪干心也

何以知中濕得之然當喜汗出不可止何以言之腎主

濕入肝為泣入心為汗入脾為涎入肺為涕自入為唾

故知腎邪入心為汗不可止也其病身熱小腹痛足脛

寒而逆其脈沉濡而大此五邪之法也

五藏五液本經言之詳矣假如心病何以知中濕而

得中濕乃水濕之蒸氣中於人也腎本為水性濡濕

外受水濕之氣而蒸故中濕為腎之邪且腎主五液

汗是心之液也心受腎之溫邪故令汗出不止身熱

本心火所主小腹痛足脛寒冷腎之候也沉濡腎之

脈大心之脈也是知腎邪干心也

（一）五十難曰病有虛邪有實邪有賊邪有微邪有正邪

何以別之然從後來者為虛邪從前來者為實邪從所

不勝來者爲賊邪從所勝來者爲微邪自病爲正邪[illegible]

彼列反

五藏各有五邪今且以心藏言之假如心火當旺之時反見肝木之脈是從後來木生火母來生我故爲虚邪如見脾土之脈是從前來火生土我去生子故爲實邪如見腎水之脈是從我所不勝者心不勝腎見來尅我故爲賊邪如見肺金之脈是從我所勝火尅金是夫尅妻故爲微邪如無他邪但見心脉之甚者是正經自病故爲正邪是謂之五邪也餘藏倣此而推

何以言之假令心病中風得之爲虚邪傷暑得之爲正

邪飲食勞倦得之為實邪傷寒得之為微邪中濕得之
為賊邪
今以上文心病為例如因中風得之是肝木生心火
母來生我為虛邪也傷暑得之是屬心火正經自病
為正邪也飲食勞倦得之心火生脾土我去生子為
實邪也傷寒得之火尅肺金我尅他為微邪也中濕
得之腎水尅心火鬼來尅我為賊邪也
○五十一難曰病有欲得溫者有欲得寒者有欲得見
人者有不欲得見人者而各不同病在何藏府也然病
欲得寒而欲見人者病在府也病欲得溫而不欲見人
者病在藏也何以言之府者陽也陽病欲得寒又欲見

人藏者陰也陰病欲得溫又欲閉戶獨處惡聞人聲故

以別知藏府之病也 (處)上声 (惡)去声 (別)彼列反

府陽也藏陰也陰陽消息其證各殊府之病陽主乎

動而應乎外故喜冷而欲見人藏之病陰主乎靜而

應乎內故喜溫而惡聞人聲也此乃分別藏府之病

〇五十二難曰府藏發病根本等不等也何然藏

病者止而不行其病不離其處府病者彷彿賁嚮上下

行流居處無常故以此知府藏根本不同也 (賁)去声 (處)

上去声 下上声

等猶同也藏爲陰主乎靜故病不動移是不離其處

也府爲陽主乎動故病彷彿賁衝行流上下居止無

常之定處也此論藏府發病根本之不同也此章與
五十五難互相發明
○五十三難曰經言七傳者死間藏者生何謂也然七
傳者傳其所勝也間藏者傳其子也何以言之假令心
病傳肺肺傳肝肝傳脾脾傳腎腎傳心一藏不再傷故
言七傳者死也 間去声下同
七傳者是相尅之道傳於我之所尅者也間藏者說
見下文今以心病爲例餘病倣此假如心之病自心
之始相次而傳六傳至心心當再傳肺肺乃不受再
傳是謂一藏不再傷故言七傳者死也
間藏者傳其所生也假令心病傳脾脾傳肺肺傳腎腎

傳肝肝傳心是子母相傳周而復始如環無端故言生也〔復〕扶又反

間藏者是與七傳之藏相間而傳也此相生之道故言不死

〇五十四難曰藏病難治府病易治何謂也然藏病所以難治者傳其所勝也府病易治者傳其子也與七傳間藏同法也〔難〕平声〔易〕去声

藏病難治與七傳同法所以難治府病與間藏同法相傳所以易治也與前難同意

〇五十五難曰病有積有聚何以別之然積者陰氣也聚者陽氣也故陰沉而伏陽浮而動氣之所積名曰積

氣之所聚名曰聚故積者五藏所生聚者六府所成也
積者陰氣也其始發有常處其痛不離其部上下有所
終始左右有所窮處聚者陽氣也其始發無根本上下
無所留止其痛無常處謂之聚故以是別知積聚也
云声別彼列反
積聚癥瘕癖塊是也藏屬陰陰沉而靜其脉亦沉而
伏主病在内藏氣之所積而成病曰積其病各有常
處如肝在左則積亦在左脇肺在右則積亦在右脇
心在臍上胃在臍下脾在中脘各藏之積各隨其處
是謂上下有終始左右有窮處故痛不離其部位府
屬陽陽浮而動其脉亦浮而動也主病在外府氣之

所聚而成病曰聚其病始發無根本往來上下無定止故痛亦無常處也與五十二難同意

○五十六難曰五藏之積各有名乎以何月何日得之

然肝之積名曰肥氣在左脇下如覆杯有頭足久不愈令人發咳逆瘖瘧連歲不已以季夏戊己日得之何以言之肺病傳肝肝當傳脾脾季夏適王王者不受邪肝復欲還肺肺不肯受故留結為積故知肥氣以季夏戊己日得之 ㊀令平声 瘖音音 王去声 与華同 已下竝同

肥氣者如肉肥甚之狀肝居左故病發於左脇下以而不愈令人發咳逆瘖瘧咳逆藏逆也肝受肺之邪當傳與脾脾正值旺雖不受其傳致肝自病緣脾旺止

十八日不以而衰終被肝邪之所侵脾胃必虛故發亥逆痎寒熱如期也間日而發者曰痎連日而發者曰瘧肝應東方而生風故痎瘧如日從東出常旦依期而見如風之來有發有止也肝應春為萬物始生之時故小兒多有此病

心之積名曰伏梁起臍上大如臂上至心下久不愈令人病煩心以秋庚辛日得之何以言之腎病傳心心當傳肺肺以秋適王王者不受邪心復欲還腎腎不肯受故留結為積故知伏梁以秋庚辛日得之（令平声下同）伏梁者伏而不動如屋之梁也病發於臍上至心之部位也煩心心悶而煩也

脾之積名曰痞氣在胃脘覆大如盤久不愈令人四肢不收發黃疸飲食不爲肌膚以冬壬癸日得之何以言之肝病傳脾脾當傳腎腎以冬適王王者不受邪脾復欲還肝肝不肯受故留結爲積故知痞氣以冬壬癸日得之（盤扶郎反）

痞者否塞而不通也脾在中央其病在胃脘繞臍而聚也脾主四肢故主四肢不收黃脾之色疸濕熱也脾受濕熱則飲食不爲肌肉故發黃疸或成消中此因脾積久不愈而致

肺之積名曰息賁在右脇下覆大如杯久不已令人洒淅寒熱喘欬發肺壅以春甲乙日得之何以言之心病

傳肺肺當傳肝肝以春適王王者不受邪肺復欲還心心不肯受故留結為積故知息賁以春甲乙日得之

音折

洒淅惡寒之貌息賁者言其或息而或賁起也肺居右故病發於右脇下肺主皮毛肺積久不愈令人皮膚之間森然而寒翕然而熱故謂之洒淅寒熱大寒熱也肺主氣故喘欬邪擊其肺故欬嗽久而肺欝也

欝一本作壅

腎之積名曰賁豚發於少腹上至心下若豚狀或上或下無時久不已令人喘逆骨痿少氣以夏丙丁日得之何以言之脾病傳腎腎當傳心心以夏適王王者不受

邪腎復欲還脾脾不肯受故留結為積故知賁豚以夏丙丁日得之此是五積之要法也痿音委

賁奔也心積曰伏梁言伏而不動也腎積曰賁豚言動而不伏如豚之奔也腎居下故其病發於少腹從不愈令人喘逆腎是肺之子子病母必憂故喘逆而少氣腎主骨故骨痿弱而不能行動也此難說五積大要之法

○五十七難曰泄凡有幾皆有名不然泄凡有五其名不同有胃泄有脾泄有大腸泄有小腸泄有大瘕泄名曰後重瘕音放

五泄之證說見下文

胃泄者飲食不化色黄

胃主腐熟水穀以分清濁輸其精氣於脾脾乃散於五藏六府穢濁糟粕而歸大腸今胃氣弱因受寒邪不能腐熟水穀乃徑傳授於大腸故泄黄色米穀皆完出而不化也是爲胃泄

脾泄者腹脹滿泄注食即嘔吐逆

胃雖腐熟水穀清濁已分今脾虚受邪因而腹脹不能散胃之精氣於五藏六府只留在胃中胃中氣滿故食下而嘔逆使其精氣混合穢濁糟粕同歸大腸而泄下也是爲脾泄

大腸泄者食已窘迫大便色白腸鳴切痛

窘迫極急逼迫之意大腸肺之府故色白腸虛則鳴腸寒則痛大腸有寒邪之氣所以食未畢而速急要去大便而泄白色腸鳴而切痛也是爲大腸泄

小腸泄者溲而便膿血少腹痛 溲所鳩反 便平声下同
溲小便也小腸心之府心主血故小便利而大便泄膿血小腸在少腹既受寒邪則少腹而痛也是爲小腸泄

大瘕泄者裏急後重數至圊而不能便莖中痛此五泄之法也 數入声 圊七正反 瘕音行
瘕者聚也圊廁也水穀糟粕皆從大腸而傳送大腸下口則廣腸與膀胱也大腸糟粕傳送於廣腸水液

則施化於膀胱今大腸有寒邪則裏急欲速傳糟粕於廣腸而出廣腸有熱氣瘕聚遂隱閉織濁則後重雖數欲去大便而織濁不能出肛門也大腸廣腸俱受病近於膀胱致水液出少莖中因澁而痛也是為大瘕泄大瘕即痢也然分赤白二證赤者熱白者寒也謂大腸受寒邪之甚大腸肺之府故色白廣腸受熱氣之極熱主火故色赤寒邪熱氣俱甚則赤白相雜是皆寒熱之邪氣腸中相搏而成也○此一難説五泄之法

○五十八難曰傷寒有幾其脉有變不然傷寒有五有中風有傷寒有濕温有熱病有温病

有汗惡風者謂之中風即傷風也無汗惡寒者謂之傷寒一身盡痛者謂之濕溫冬感於寒至夏方發謂之熱病感不時之氣而病一歲之中長幼皆相似者謂之溫病即疫癘也

其所苦各不同中風之脉陽浮而滑陰濡而弱濕溫之脉陽浮而弱陰小而急傷寒之脉陰陽俱甚而緊濇熱病之脉陰陽俱浮浮之而滑沉之散濇溫病之脉行在諸經不知何經之動也各隨其經所在而取之

苦病苦也陰陽指尺寸也傷風之脉陽浮而滑風傷於衛故陽浮於上滑是風脉故頭痛而惡風陰濡而弱者緣傷其風邪在外不在內故陰濡而弱也傷寒

之脉陰陽俱盛謂尺寸一般緊是寒傷於榮濇是主無汗也熱病之脉陰陽俱浮是尺寸俱浮輕手按浮而滑心傷熱也重手按之沉而散濇是津液虚少也温病者温當作瘟乃四時不正之氣春當温而反寒夏當熱而反凉秋當冷而反熱冬當寒而反温非其時而有其氣故病長幼皆相似此則時行之瘟疫非謂春之温病也其證亦分陰陽六經與傷寒無異當審其病在何經隨其所在以治之

傷寒有汗出而愈下之而死者有汗出而死下之而愈者何也然陽虚陰盛汗出而愈下之即死陽盛陰虚汗出而死下之而愈

此言陰陽者謂病在表爲陽病在裏爲陰也邪之初
中人始在皮膚發熱惡寒是表有邪而裏未有邪是
陽虛陰盛也故宜汗之而愈若誤下之則死或表不
解邪氣則傳裏不惡寒反惡熱煩躁譫語是邪在裏
爲陰虛陽盛也故當下之而愈若誤汗之則死傷寒
論云桂枝下咽陽盛則斃承氣入胃陰盛乃亡此汗
下之誤也

寒熱之病候之如何也然皮寒熱者皮不可近席毛髮
焦鼻藁不得汗肌寒熱者皮膚痛唇舌藁無汗骨寒熱
者病無所安汗注不休齒本藁痛 藁古者反
皮寒熱者邪之初中人始入肺經肺主皮毛開竅於

鼻故皮不可近席毛髮焦燥而鼻乾槁不得汗也肌寒熱者邪入爲脾脾主肌肉開竅脣口脾既受邪津液不能溫於肉以營乎脣口故皮膚肌肉痛脣口燥乾而舌槁無汗也骨寒熱者骨屬腎腎主液齒乃骨之餘腎之有邪不能主液則汗妄注不休骨受寒熱其齒不榮而槁故病無所安也

新刊勿聽子俗解八十一難經卷之五終

新刊勿聽子俗解八十一難經卷之六

○五十九難曰。狂癲之病何以別之。然狂之始發少臥而不饑。自高賢也。自辯智也。自貴倨也。妄笑好歌樂妄行不休是也。癲病始發意不樂。直視僵仆。其脉三部陰陽俱盛是也。別入彼列反下同 倨音鋸 好去声 樂音洛 僵音姜 仆音副

陰陽相和為平。陰陽偏勝為病。陽邪內甚而發越於外者。曰重陽。重陽者狂。陽動而陰靜。故少臥。邪甚於內。故不饑。妄自高能。強辯是非。尊貴倨傲。對空歌樂登高踰垣。棄衣而走者是也。陰邪內甚。滿溢於外者曰重陰。重陰者癲。癲倒也。陰主乎靜。故病之發。不語不樂。默然直視。而顛倒也。覆面而癲曰仆。仰面反張

曰僵三部俱陽脉之甚往也三部俱陰脉之甚癈也
○六十難曰頭心之病有厥痛有真痛何謂也然手三
陽之脉受風寒伏留而不去者則名厥頭痛入連在腦
者名真頭痛其五藏氣相干名厥心痛其痛甚但在心
手足青者即名真心痛其真心痛者旦發夕死夕發旦
死
手三陽之脉皆從手走至頭三陽之經受風寒伏留
衝上於頭而痛名曰厥頭痛若非經之風寒其邪自
風府而入於腦髓則痛連入腦四肢厥冷名曰真頭
痛也心爲君主故不受邪五藏皆屬於心五藏之氣
或干於心而痛者非正心之痛乃心包絡痛也心既

不受邪其痛但在心而痛甚者是心自痛必手足青色而厥此名真心痛也本經云其真心痛者真字下當有頭痛二字盖闕文也真頭痛真心痛二者皆旦發夕死夕發旦死喩其不可治也

六十一難曰經言望而知之謂之神聞而知之謂之聖問而知之謂之工切脉而知之謂之巧何謂也

望其色以知其病曰神聞其聲以知其病曰聖問其所欲何味以知其病曰工切其脉以知其病曰巧是謂四知也

然望而知之者望見其五色以知其病聞而知之者聞其五音以別其病問而知之者問其所欲五味以知其

病所起所在也切脉而知之者診其寸口視其虚實以知其病病在何藏府也

五色青屬肝赤屬心黄屬脾白屬肺黒屬腎假令肝病見青色肝自病見赤色心乘肝也此謂望色而知其病也五音歌哭呼笑呻之五聲也假令病人好歌者知脾病好哭者知肺病此謂聞聲而知其病也五味者肝喜酸肺喜辛腎喜鹹心喜苦脾喜甘此爲問所欲食味而知其病也假令診脉之浮沉遲數滑濇長短陰陽虚實至數多寡以知病在何藏府此謂切脉而知其病也古人云醫有四知此之謂也本經獨言診其寸口者一難云獨取寸口以決五藏六府死

生吉凶之法也

經言以外知之曰聖以内知之曰神此之謂也聽其聲聞於外者以知其病故曰聖觀其形色以知内腹之疾者曰神知此之謂歟

○六十二難曰藏井滎有五府獨有六者何謂也然府者陽也三焦行於諸陽故置一俞名曰原府有六者亦與三焦共一氣也（俞）輸去声

藏井滎有五謂井滎俞經合也府井滎有六謂井滎俞原經合也以三焦爲原氣之別使主持原氣之氣而通行於諸陽故又別置一俞而名曰原所以府有六者與三焦共一氣也

○六十三難曰。十變言五藏六府榮合皆以井爲始者何也。然。井者東方春也。萬物之始生。諸蚑行喘息。蜎飛蠕動。當生之物。莫不以春生。故歲數始於春月數始於甲。故以井爲始也。蚑去智反　蜎音渕　蠕音軟

月字當作日。紀氏曰甲乙丙丁。十變言五藏六府之榮合。今皆以井爲始者。爲井屬東方木。木者春也。春爲萬物發生之始。至於諸蚑方爲喘息。蜎飛小蟲。方始蠕動。草木蟄蟲當生之物。莫不以春而生。故一歲之始起於春。日之數始於甲。甲乙亦木之屬。於春也。榮俞經合所以井爲始者。亦應木之春也

○六十四難曰。十變又言陰井木陽井金。陰榮火。陽榮

水陰俞土陽俞木陰經金陽經火陰合水陽合土陰陽皆不同其意何也然是剛柔之事也陰井乙木陽井庚金陽井庚庚者乙之剛也陰井乙乙者庚之柔也乙爲木故言陰井木也庚爲金故言陽井金也餘皆倣此井滎十變是十干五行相生相尅之理也故陰井木生陰滎火陰滎火生陰俞土陰俞土生陰經金陰經金生陰合水陽井爲金陽井金生陽滎水陽滎水生陽俞木陽俞木生陽經火陽經火生陽合土此五行之道母子相生之義陰井木者乙也陽井金者庚也乙與庚爲剛柔也甲與己爲剛柔丙與辛爲剛柔丁與壬爲剛柔戊與癸爲剛柔此陰陽相尅制剛柔相

配合夫婦之道。今井滎陰陽之不同。其此之謂與

○六十五難曰。經言所出爲井。所入爲合。其法奈何

紀氏曰。井者之名。謂終日常汲。未嘗損。終日泉注。未嘗益。今言所出爲井者。爲其有常。不損不益。其經常如此。而出也。所入爲合者。言經脉自此而入藏。與諸經而相合也

然。所出爲井。井者東方春也。萬物始生。故言所出爲井。所入爲合。合者北方冬也。陽氣入藏。故言所入爲合也

井應東方木。如四時之春也。當春之時。萬物始生。經自井出。如萬物之始生。故言所出爲井。合者經之入也。應北方。如四時之冬也。當冬之時。萬類深藏。蟄虫

192

固溢陽氣於此入藏而得與諸經相會故言所入爲
合也

○六十六難曰經言肺之原出於太淵心之原出於太陵肝之原出於太衝脾之原出於太白腎之原出於太谿少陰之原出於兌骨膽之原出於丘墟胃之原出於衝陽三焦之原出於陽池膀胱之原出於京骨大腸之原出於合谷小腸之原出於腕骨十二經皆以俞爲原者何也然五藏俞者三焦之所行氣之所留止也三焦所行之俞爲原者何也然臍下腎間動氣者人之生命也十二經之根本也故名曰原三焦者原氣之別使也主通行三氣經歷於五藏六府原者三焦之尊號也故

所止輙爲原五藏六府之有病者皆取其原也（使）去声
紀氏曰十二經之兪皆係三焦所行氣留止之處然
三焦所行以兪爲原者假原氣以名之也原氣隱於
腎間寂然不動乃爲人之生命十二經之根本三焦
者即原氣之別使也且下焦稟原氣原氣者即真元
之氣也上逹至於中焦主受五藏六府水穀精悍之
氣化而爲榮衛榮衛之氣得真元之氣相合主氣通
行逹於上焦入肺經自肺經始經歷五藏六府也蓋
原者乃三焦尊號之名故三焦所行留止之處輙爲
原也若五藏六府之有病皆取之於原者謂原爲生
氣之根原故也

〇六十七難曰。五藏募皆在陰而俞在陽者何謂也然

陰病行陽陽病行陰故令募在陰俞在陽（募）音暮

紀氏曰腹屬陰背屬陽募在腹故爲陰俞在背故爲陽陰病生於内而行於外即陰行陽也故陽俞在背陽病生於外而行於内即陽行陰也故陰募在腹也。

募俞穴法載在圖内

〇六十八難曰五藏六府各有井滎俞經合皆何所主然經言所出爲井所流爲滎所注爲俞所行爲經所入爲合井主心下滿滎主身熱俞主体重節痛經主喘欬寒熱合主逆氣而泄此五藏六府其井滎俞經合所主病也

紀氏曰水行地中衆流所應經脈之行亦如此也今井者君水之原水始出其原流之尚微故謂之滎水上而注下下復承而流之故謂之俞水行經而過者故謂之經經過於此乃入於藏府與衆經相會者故謂之合按素問云六經爲川腸胃爲海也井爲木應肝肝有邪主心下滿故治之於井滎爲火應心心主熱心有邪主身熱故治之於滎俞法土應脾主四肢脾有邪故体重節痛宜治俞穴經法金應肺肺有邪得寒則咳得熱則喘宜治於經合法水應腎腎氣不足則氣逆而上水洋下泄宜治之於合也

○六十九難曰經言虛者補之實者瀉之不實不虛以

經取之。何謂也。然。虛者。補其母。實者。瀉其子。當先補之然後瀉之。不實不虛。以經取之者。是正經自生病。不中他邪也。當自取其經。故言以經取之。經去声

虛者。補其母。假如肝虛。可補腎。而益其肝。腎是肝之母。故言母能令子實。如肝實。可瀉心。而損其肝之子。故言子能令母虛也。自取其經。謂春脉弦多。是肝藏正經自病。故言不實不虛。當於足厥陰少陽之經。而施補瀉焉。當先補之。然後瀉之。此兩句之義。非有闕誤。必衍文也

○七十難曰。經言。春夏刺淺。秋冬刺深者。何謂也。然。春夏者。陽氣在上。人氣亦在上。故當淺取之。秋冬者。陽氣

在下。人氣亦在下。故當深取之。

此因時用鍼淺深之法。

春夏各致一陰。秋冬各致一陽者。何謂也。然。春夏溫。必致一陰者。初下鍼沉之。至腎肝之部。得氣引持之。陰也。秋冬寒。必致一陽者。初內鍼淺而浮之。至心肺之部。得氣推內之。陽也。是謂春夏必致一陰。秋冬必致一陽。

內音納　推他堆反

致取也。春夏時溫。必致一陰者。初入鍼五分。即沉之。至腎肝之部。俟得氣。乃引鍼而持之。至於心肺之分。使陰氣以和陽也。秋冬時寒。必致一陽者。初內鍼三分。淺而浮之。當心肺之部。俟得氣。推鍼而內之。以達

於腎肝之分使陽氣和於陰也

〇七十一難曰經言刺榮無傷衛刺衛無傷榮何謂也

然鍼陽者卧鍼而刺之刺陰者先以左手攝按所鍼榮兪之處氣散乃内鍼是謂刺榮無傷衛刺衛無傷榮也

内音納

榮爲陰衛爲陽榮行脉中衛行脉外用鍼之法故有淺深然鍼陽必卧鍼謂陽輕淺若過之恐傷榮也刺陰者先以左手攝按所刺之穴良久氣散乃内鍼不然恐傷衛也無毋通謂禁止之辭

〇七十二難曰經言能知迎隨之氣可令調之調氣之方必在陰陽何謂也

調上平声下去声

迎者迎其氣之方來未盛故奪而瀉之隨者隨其氣之方去而未虛故濟以補之補瀉之法在乎調氣調氣之方必察乎陰陽也

然所謂迎隨者知榮衛之流行經脉之往來也隨其逆順而取之故曰迎隨調氣之方必在陰陽者知其內外表裏隨其陰陽而調之故曰調氣之方必在陰陽

迎隨在乎調氣是知榮衛之流行經脉之往來隨其氣之逆順病在何經隨所在以調治之此調氣之方也內爲陰外爲陽表爲陽裏爲陰必察其病在陰在陽隨其陰陽虛實而施補瀉也陽虛陰實則補陽瀉陰陽實陰虛則瀉陽補陰俱實俱虛則隨其陰陽補

瀉也此所謂調氣之方必在陰陽也

○七十三難曰諸井者肌肉淺薄氣少不足使也刺之奈何然諸井者木也滎者火也火者木之子當刺井者以滎瀉之故經言補者不可以爲瀉瀉者不可以爲補此之謂也

諸經之井皆在手足指梢肌肉淺薄處不足以補瀉今當瀉井可只瀉其滎井爲木滎爲火火乃木之子謂實則瀉其子也故引經爲證補者不可爲瀉瀉者不可爲補也

○七十四難曰經言春刺井夏刺滎季夏刺兪秋刺經冬刺合者何也然春刺井者邪在肝夏刺滎者邪在心

季夏刺俞者邪在脾秋刺經者邪在肺冬刺合者邪在腎其肝心脾肺腎而繫於春夏秋冬者何也然五藏一病輙有五也假令肝病色青者肝也臊臭者肝也喜酸者肝也喜呼者肝也喜泣者肝也其病衆多不可盡言也四時有數而並繫於春夏秋冬者也鍼之要妙在於秋毫者也

病證之衆多不可盡言豈止聲色味臭液五者而已然五藏之病邪氣所干皆繫春夏秋冬及井滎俞經合之所屬用鍼之妙補母瀉子其法精微在於秋毫之間者也

○

七十五難曰經言東方實西方虛瀉南方補北方何

謂也然金木水火土當更相平東方木也西方金也木欲實金當平之火欲實水當平之土欲實木當平之金欲實火當平之水欲實土當平之東方者肝也則知肝實西方者肺也則知肺虛瀉南方火補北方水南方火火者木之子也北方水水者木之母也水勝火子能令母實母能令子虛故瀉火補水欲令金不得平木也經曰不能治其虛何問其餘此之謂也

平者適中也無太過不及之謂五行勝負則有太過不及之患假令東方實肝木之實也西方虛肺金之虛也是金之不及故不能平乎木之太過也欲得其平者雖瀉南方火補北方水火是木之子奪子之氣

使子得食母之有餘則無太過水是金之子益子之
氣使子不竊食於母則金無不及之患然後金乃可
得而平木使無偏勝自然兩平矣若不能治肺金之
虛焉能平其肝木之實也歟○金不得平木不字衍
文

○七十六難曰何謂補瀉當補之時何所取氣當瀉之
時何所置氣然當補之時從衛取氣當瀉之時從榮置
氣其陽氣不足陰氣有餘當先補其陽而後瀉其陰陰
氣不足陽氣有餘當先補其陰而後瀉其陽榮衛通行
此其要也

補則取衛之氣以補虛處瀉則從榮棄置其氣而不

用也然人之病虚實不同補瀉之法亦異若陽氣不
足陰氣有餘則先補其陽而後瀉陰以和之陰氣不
足陽氣有餘則先補陰而後瀉陽以和之則榮衛自
然通行矣補瀉之法見下篇

〇七十七難曰經言上工治未病中工治已病者何謂
也然所謂治未病者見肝之病則知肝當傳之與脾故
先實其脾氣無令得受肝之邪故曰治未病焉中工治
已病者見肝之病不曉相傳但一心治肝故曰治已病
治令 並平声

相傳是傳經之法詳見五十三難

〇七十八難曰鍼有補瀉何謂也然補瀉之法非必呼

吸出内鍼也（内）入声

紀氏曰呼盡而内針吸而引針者爲補吸則内針呼盡出鍼爲瀉今此言補瀉之法非必呼吸出内針而已謂得氣之來而出入爲補瀉也説見下文

然知爲針者信其左不知爲針者信其右當刺之時必先以左手厭按所針榮俞之處彈而努之爪而下之其氣之來如動脉之状順針而刺之得氣推而内之是謂補動而伸之是謂瀉不得氣乃與男外女内不得氣是謂十死不治也（厭）入声（彈）平声（下）上声（推）他雷反（内）音納女内之内如字（治）去声

善針者信用左手不知針法者自右手起也當針之時以左手厭按所針之處以右手彈而努之使脉氣

之來甚爪而下之欲置鍼當其氣之來如動脈之
狀應於左手之下然後循鍼而刺之待氣應於鍼下
因推入至榮俞是爲補也得氣便搯轉而出之是爲
瀉也若停鍼候氣久而不至則與男外女內不得氣
下般故皆不可治男外女內者男爲陽氣甚於外女
爲陰氣甚於內男子輕手按其穴淺其鍼而候衛氣
之分女子重手按其穴深其鍼而候榮氣之分過時
而氣皆不至不應手者是陰陽氣盡也

○七十九難曰經言迎而奪之安得無虛隨而濟之安
得無實虛之與實若得若失實之與虛若有若無何謂
也

補瀉之道。以平為期。迎而奪之。謂取其榮氣而瀉其實者。不可使太虛。隨而濟之。謂從衛取氣而濟益不足之。經出鍼而捫其穴。此補之道。亦不可使太實。若過其中。則瀉其實者。而使之反虛。補其虛者。而使之反實。是若得若失也。若有若無者。謂經脉之氣來多少。其脉而不知。是若無也。經氣已至。豁然神悟。是若有也

然。迎而奪之者。瀉其子也。隨而濟之者。補其母也。假令心病。瀉手心主俞。是謂迎而奪之者也。補手心主井。是謂隨而濟之者也。所謂實之與虛者。濡牢之意也。氣來實牢者為得。濡虛者為失。故曰若得若失也

迎者迎於前隨者隨其後假令心病心火也土爲火之子心之實則瀉手心主之俞大陵穴實則瀉其子是迎而奪之也木爲火之母心之虛則補手心主之井中衝穴虛則補其母是隨而濟之也實之與虛牢濡之意者謂補其虛可止於平而氣來牢實者是爲若得也謂瀉其實亦可止於平而至於氣濡虛者是爲若失也若持鍼不能明其牢濡者故有若得若失之患

○八十難曰經言有見如入有見如出者何謂也然所謂有見如入者謂左手見氣來至乃內鍼鍼入見氣盡乃出鍼是謂有見如入有見如出也（内）音納（見）並音現

針之出入必隨氣之往來。如左手按穴待氣來至方
且入針。候其應盡而出針也
○八十一難曰。經言無實實虛虛。損不足而益有餘。是
寸口脉耶。將病自有虛實也。其損益奈何。然。是病非謂
寸口脉也。謂病自有虛實也。假令肝實而肺虛。肝者木
也。肺者金也。金木當更相平。當知金平木。假令肺實故
知肝虛微少氣。用針不補其肝。而反重實其肺。故曰實
實虛虛。損不足而益有餘。此者中工之所害也。全平声
重平声
是病二字必衍文。肝實而肺虛。金當平木。已詳見七
十五難。若肺實肝虛。則當瀉金。而補木也。用針者

不補其肝而反補其肺此所謂實其實虛其虛損不足益有餘故殺人必矣中工庸常之工猶言粗工也

新刊勿聽子俗解八十一難經卷之六終